Management of Safety Information from Clinical Trials

临床试验安全信息管理

CIOMS VI 工作组报告

王海学　裴小静　陈 珏　编译

天 津 出 版 传 媒 集 团
天津科技翻译出版有限公司

图书在版编目(CIP)数据

临床试验安全信息管理：CIOMS Ⅵ 工作组报告 / 王海学, 裴小静, 陈珏编译. —天津：天津科技翻译出版有限公司, 2022.7

ISBN 978-7-5433-4229-3

Ⅰ . ①临… Ⅱ . ①王… ②裴… ③陈… Ⅲ . ①临床药学–药效试验–安全信息–信息管理 Ⅳ . ①R969.4

中国版本图书馆 CIP 数据核字(2022)第 059122 号

出　　版:天津科技翻译出版有限公司
出 版 人:刘子媛
地　　址:天津市南开区白堤路 244 号
邮政编码:300192
电　　话:022-87894896
传　　真:022-87893237
网　　址:www.tsttpc.com
印　　刷:天津海顺印业包装有限公司
发　　行:全国新华书店
版本记录:710mm×1000mm　　16 开本　　13.5 印张　　300 千字
　　　　　2022 年 7 月第 1 版　　2022 年 7 月第 1 次印刷
　　　　　定价:78.00 元

编委会名单

编　译　王海学　裴小静　陈　珏

译　校　（按姓氏汉语拼音排序）

毕　微　　初晓玉　　崔　灿　　崔欢欢　　冯　宁　　郭艳丽

胡婷霞　　胡洋平　　江丹娜　　兰　珂　　李　曼　　李艳蓉

刘　敏　　刘　水　　刘赛月　　刘文东　　吕小琴　　单秋月

孙立叶　　陶巧凤　　万帮喜　　王　慧　　王艳慧　　徐菊萍

杨佳佳　　张潇潇　　郑娇妍　　智会静

中文版序言一

  药物警戒是发现、评价、理解和预防药品安全相关问题的科学研究与实践活动。中国的药物警戒发展起步较晚,尤其是临床试验期间的药物警戒工作。随着创新药及早期国际多中心临床试验在我国的迅速增加,临床试验安全风险日益凸显,临床试验风险监测与控制工作亟待加强。

  我国加入国际人用药品注册技术协调会(ICH)后,自 2018 年开始全面规范临床试验期间药物警戒工作。2019 年以来,新修订的《药品管理法》《药品注册管理办法》《药物临床试验质量管理规范》,以及 2021 年发布的中国第一部《药物警戒质量管理规范》,均在法律法规层面做出了明确规定。目前,经过近三年的努力,我国已初步建立了临床试验期间的药物警戒法规与制度体系。

  在健全法规与制度的同时,还需要进一步深入开展临床试验期间药物警戒科学研究,不断提高理论和学术水平,完善技术标准,规范开展临床试验安全监测与评估,保护受试者安全。因此,鼓励积极参与临床试验期间药物警戒相关国际化技术标准和指南文件的学习、研究和制定,不断提升国内药物警戒研究的科学水平和能力。

  国际医学科学组织委员会(CIOMS)是由世界卫生组织和联合国教科文组织共同建立的一个国际性组织,是生物医学科学领域国际公认的权威组织。至今,CIOMS已成立了 10 个工作组,发布了 15 份报告,其中诸多的定义、原则和理念已被包括ICH 在内的许多药品监管机构或组织采纳,并引入当地的药物警戒法规体系。

  其中,第六工作组(CIOMS Ⅵ)议题是临床试验安全信息的监测与评估。2005年该工作组发布了《临床试验安全信息管理》报告,将传统的着眼于上市后安全信号监测的药物警戒概念延展到药物的研发阶段,涉及了临床试验阶段安全信息管理的诸多方面,如伦理考虑、研发期间的风险管理计划、安全信息的收集与管理、安全风险的识别与评估、安全信息的上报与沟通等。

  第六工作组(CIOMS Ⅵ)报告为深入开展临床试验期间安全风险监测与管理

工作提供了全面且重要的理论和技术指导，已成为国际上临床试验期间药物警戒领域通行的、权威的技术指南。鉴于其显著的重要性，将其进行中文翻译并成书，与药物临床试验以及药物警戒领域同仁共同学习，对于大力提升我国临床试验安全性监测及风险管理的整体质量和技术水平，深化药物警戒相关工作实践，与国际接轨，具有非常重大的意义。希望本书的翻译出版，可为进一步推动我国临床试验期间药物警戒工作发挥积极的作用。

　　本书的翻译出版得到了 CIOMS 组织的官方授权，并得到了"药物警戒在中国"（PVinChina）小组的积极参与，最终，在浙江省药学会药物警戒专业委员会的全力支持下完成了本书籍的审校和定稿。在此，向所有为本书的最终出版付出辛勤汗水的人员致敬！

中文版序言二

自加入国际人用药品注册技术协调会(ICH)以来,我国的药物警戒工作进入了快速发展期。制药企业、监管部门以及学术研究机构等各方都在关注药品全生命周期的药物警戒的发展,旨在保障受试者/患者的用药安全。

新修订和发布的《药物临床试验质量管理规范》和《药物警戒质量管理规范》,都对我国药物临床试验期间的药物警戒提出了明确的要求。药物警戒涵盖药品全生命周期的安全信息管理,药物警戒工作者要研究安全信息收集、分析、评估、报告和管理的技术和方法,识别、评估和管理药物潜在和实际安全性问题,切实保障受试者用药安全,保护患者利益;同时有助于优化新药研发的途径和临床使用方法,确保患者获益最大化。中国药物警戒的发展有自身的特点,但同样也要积极学习国际经验。

国际医学科学组织委员会(CIOMS)是一个国际性的非政府、非营利组织。CIOMS工作组 2005 年发布的 *Management of Safety Information from Clinical Trials*(《临床试验安全信息管理》)报告,提出了在药物临床试验阶段的安全信息监测、报告和风险管理等相关理念,虽然已经过去了十几年,但该报告中提及的试验期间的多种场景、给出的方法和技术以及为风险控制提供科学决策需要考虑的问题,依然是药物警戒工作中的关键一环,值得处在新技术时代的我们去思考和探索。

在 CIOMS《临床试验安全信息管理》报告的翻译过程中,我们不仅感受到该报告内容的学术性和专业性,也感受到其语言的言简意赅。为确保能准确地呈现原文的内容和精髓,译者和审校团队精诚团结、相互配合,多次集体讨论、多轮仔细审校,付出了大量辛勤的劳动。浙江省药学会药物警戒专业委员会与全体译校人员一起组织协调本书的翻译、审校和出版,希望本书能帮助临床试验相关人员跨越语言障碍,直接学习药物警戒国际化理论和知识,也能推动我国药物临床试验的药物警戒工作向更高科学水平发展。

　　感谢各位参与翻译、审校的监管部门专家、行业同仁、学者以及其他相关人员。大家的共同努力最终促成了本书的出版。受限于时间等多种因素,难以做到完美无缺,如有不当之处,敬请各位读者不吝赐教。

浙江省药学会药物警戒专业委员会

前　言

从 1986 年开始,CIOMS 药物安全工作组开始了一系列致力于解决重要的药物安全性问题的项目,CIOMS 药物安全工作组为促进国际药物警戒实践的协调统一建立的理论体系和务实建议得到了认可。CIOMS 第 Ⅰ、ⅠA、Ⅱ、Ⅲ、Ⅳ和 Ⅴ 工作组(以下简称 CIOMS Ⅰ、CIOMS ⅠA、CIOMS Ⅱ、CIOMS Ⅲ、CIOMS Ⅳ 和 CIOMS Ⅴ),近年来已经出版了六份重要报告[①]。这些工作组由来自多个重要监管机构及制药行业的高级药物安全负责人组成,以"智库"方式运作。成员资质及工作组的运作方式有助于找到重大问题的解决方案。成员很少代表独立的组织或其利益,更多地是以热忱同行的身份开展工作,日常均承担着药物安全领域相关工作职责。所有成员有着共同承诺,要超越当地的做法去思考问题,以便优化药物安全程序。虽然工作组没有,也不能制定法规,但其工作已经有意去影响和鼓励法规制定者。欣喜的是,已有成员所在国及其他一些监管机构将多项建议纳入其法规。

CIOMS Ⅰ 引入了上市药物医学上重要("严重")药物不良反应(ADR)国际报告的定义、标准和标准化表格(CIOMS Ⅰ 表格)。这也为 ICH(国际人用药品注册技术协调会)制定关于临床试验期间 ADR 快速报告要求的 E2A 指南提供了模板。

CIOMS Ⅱ 经过深思熟虑推出了 PSUR 相关标准,规定了定期安全性更新报告的格式、内容和频率等相关要求。众多监管机构已采纳此标准,它也是 ICH 定期

---

① International Reporting of Adverse Drug Reactions(CIOMS Ⅰ)(1990); International Reporting of Periodic Drug-Safety Update Summaries(CIOMS Ⅱ)(1992); Guidelines for Preparing Core Clinical-Safety Information on Drugs, First Edition (1995)(CIOMS Ⅲ) and Second Edition, Including New Proposals for Investigator's Brochures (1999)(CIOMS Ⅲ/Ⅴ); Benefit-Risk Balance for Marketed Drugs: Evaluating Safety Signals(CIOMS Ⅳ)(1998); Current Challenges in Pharmacovigilance: Pragmatic Approaches(CIOMS Ⅴ)(2001). All published by the Council for International Organizations of Medical Sciences, Geneva.

报告指南即 E2C[②]的基础。E2C 在 1996 年被采纳,随后在国际上实施。最近被采纳的 ICH E2C[③]的补遗体现了 CIOMS V 工作组所支持的协调统一概念的进一步细化。

为了与 CIOMS II 保持一致,且认识到需要以更加高效和智能的手段去记录并向监管机构报告不良反应,CIOMS IA 起草了一份提案,建议将报告的电子版格式统一。CIOMS IA 的建议没有发布,但已成为 ICH E2B 指导原则(个例安全报告传输的数据元素)的基础。

CIOMS III 关注的是在 CIOMS II 中引入的"企业核心安全信息"(CCSI)的最佳实践。工作组为获取上市后的药物安全数据制定了一套方便快捷的方法,被称为"安全信息/标签质量管理规范",其中包括实践指导,即确定不良反应被添加到 CCSI 中的阈值。在 CIOMS III/V 报告,以及第二版的 CIOMS III 报告中,这些概念被扩展到药物上市前的领域,即研发期间核心安全信息(DCSI)。

上市后安全监管最重要的方面之一是识别和分析具有医学意义的重要新发现,这有可能会影响到药物的使用。意识到当时还没有一种系统的指导方法来处理重大安全问题,尤其是可能导致采取重要监管措施的安全问题,CIOMS IV 提供了获益–风险评估、措施选择分析和良好决策实践的方法建议。

正如每个工作组报告所公认的那样,未解决的以及未注意到的问题依然存在。因此诞生了 CIOMS V 工作组,其重点关注影响安全数据管理和分析的问题,也是日常药物警戒工作的内容。CIOMS V 报告的主题是相关建议及基本原理,CIOMS V 报告已成为从事安全报告日常管理工作专业人员的常规指南。

CIOMS I ~ V 提出的建议主要集中于上市后监测及活动。这些在已发表的论文中有更详尽的描述[④][⑤]。可发送邮件到 cioms@who.ch 邮箱,申请订阅 CIOMS 工作组报告。

目前的 CIOMS VI 工作组报告体现了一个转变,即从管理以自发报告为主的上

② ICH E2C:Clinical Safety Data Management: Periodic Safety Update Reports for Marketed Drugs, Step 5 as of November 1996.(See http://www.ich.org)

③ Addendum to ICH E2C: Periodic Safety Update Reports for Marketed Drugs, Step 5 as of February 2003.(See http://www.ich.org)

④ Castle, W. Overview of the CIOMS Pharmacovigilance Working Group. Regulatory Affairs Focus, April 2000(Regulatory Affairs Professionals Society; see www.raps.org)

⑤ Tsintis, P. and LaMache, E. CIOMS and ICH Initiatives in Pharmacovigilance and Risk Management. Overview and Implications. Drug Safety, 27 (8):509–517, 2004

市后安全信息，转变为管理临床试验信息，包括从早期的临床试验至上市后。CIOMS Ⅵ工作组还扩大了工作组成员，包括监管机构、企业和临床试验经验丰富的学术代表，也包括来自世界上欠发达地区的代表。本书介绍了加强临床试验安全信息收集、分析、评估、报告和总体管理的建议，还讨论了申办者在开发过程中系统化管理风险的重要性，临床数据和非临床数据都要考虑到。CIOMS Ⅵ的宗旨并非重复已有的指南及指导原则⑥⑦⑧⑨⑩的相关内容，也非换种形式的表述⑪⑫。相反，本文中的建议应结合相关权威文件已确定的原则一起考虑。

本书中的主要观点和建议代表 CIOMS Ⅵ工作组集体的观点和建议。这些观点和建议通常是通过共识程序达成的，或是在某些情况下，按少数服从多数原则达成的，因此不一定代表参与者所属机构的观点。

我们已知有些建议，尤其是第Ⅶ章中的一些建议，也许和多个国家现行的法规以及欧盟新颁布的法规是相冲突的。然而，CIOMS Ⅵ工作组希望这些建议能够促进监管机构重新思考其部分规章实施的可行性，以及能否有效地向利益相关方提供安全信息。本书的目的是为临床试验的申办者提供指导，也希望被监管机构采纳，能够更好地保护患者利益，并优化新药的开发和使用的方法。

---

⑥ ICH E6 Good Clinical Practice: Consolidated Guideline, Step 5 as of May 1996. http://www.ich.org

⑦ ICH E9 Statistical Principles for Clinical Trials, Step 5 as of February 1998. http://www.ich.org

⑧ ICH E3 Structure and Content of Clinical Study Reports, Step 5 as of November 1995. http://www.ich.org

⑨ ICH E2A Clinical Safety Data Management: Defi nitions and Standards for Expedited Reporting, Step 5 as of October 1994. http://www.ich.org

⑩ Guideline for the Format and Content of the Clinical and Statistical Section of an Application, US FDA Center for Drug Evaluation and Research, July 1988. http://www.fda.gov/cder/guidance

⑪ Guidance for Industry: Good Pharmacovigilance Practices and Pharmacoepidemiologic Assessment, and Premarketing Risk Assessment. US Food and Drug Administration, March 2005. (See http://www.fda.gov/cder/guidance/6357fnl.htm and http://www/fda.gov/cder/guidance/6359OCC.htm), respectively.

⑫ ICH Guideline E2E. Pharmacovigilance Planning (PvP), Step 4 as of November 2004. (See http://www.ich.org)

域的研究。

最后，我们注意到欧盟最近施行了新法规，同样的要求在美国等其他地方则尚未实施。我们希望本书能够促进监管机构重新考虑与我们的建议相关的法规。我们相信，我们的建议有助于有效地生成和分析安全数据，更好地保护受试者安全。

愿 景

患者和医生都期望,获批上市的药物都是"安全且有效的"。药物生产和管理者以实现这一期望为工作目标。为此,需要有计划地开展临床试验,以提供有效的证据来证明经过试验的药物是有效的,且无论是在开发过程中还是常规使用中,患者的获益大于风险。

本 CIOMS 报告对临床医学研究中所有的利益相关方都有意义,包括:

- 患者和其他志愿者
- 研究者及其研究中心工作人员
- 伦理审查委员会
- 数据与安全监查委员会
- 药品监管部门和公共卫生部门
- 药企和其他临床研究发起者

CIOMS Ⅵ工作组的愿景是,通过本报告提升临床研究中与安全有关的伦理和技术问题的认识,并指出在研究过程中需要予以更多关注与审查的问题。同时希望此项工作能够推进相关的方法学,包括临床安全性研究中相关信息的收集、分析、评估和报告,并帮助在这些领域制定标准。由所有相关群体建立和维护标准将使试验的所有参与者受益,并可以促进用药人群的公众健康。

药物警戒历来侧重于检测和评价上市后药物安全信号,以保证早期发现新的不良反应或异常敏感的患者亚组,并引入针对这些风险的管理措施。

然而,我们认为也有必要在临床试验中引入安全信息管理的新方法,还可将上市后的药物警戒方法和手段应用到药物上市前早期和晚期开发阶段。我们的愿景是,本报告中提供的实用方法切实有助于上述工作,使高质量的药物警戒工作从研发阶段到上市后无缝对接。我们也希望这项工作能够促进几个尚未解决的领

致　谢

　　国际医学科学组织委员会(CIOMS)感谢 CIOMS VI(临床试验安全信息管理)工作组成员的贡献,同时也感谢药品监管部门、制药公司以及其他支持这项工作的组织和机构共同促成了本书的出版。起草和修订文件、审查文件、处理工作组中的一些争论,需要每一位成员的耐心、行动力和积极的合作。

　　CIOMS 要特别感谢联合主席 Wendy Stephenson 博士和 Gottfried Kreutz 博士,感谢他们的出色领导,感谢小组秘书 Linda Hostelley 女士。值得特别提及和感谢的还有 Gerald Dal Pan,Arnold J. Gordon,Marianne Keisu,Siddika Mithani 和 Wendy Stephenson 几位博士组成的编写团队。CIOMS 也要特别感谢负责最终报告质量的 Gordon 博士。

　　CIOMS 和工作组感谢许多组外的高级专家,他们收集了若干主题报告,审阅了整个草案并提出了宝贵意见,这些专家包括 Ric Day 博士(南威尔士大学,澳大利亚),Frank Rockhold 博士,Rita Patwardhan 博士(葛兰素史克,美国)和 Patrick Waller 博士(顾问,英国)。美国和欧盟制药业协会(PhRMA 和 EFPIA)成员也参与其中,提供了非常有帮助的意见和建议。特别感谢 Barry Arnold 博士(阿斯利康,英国),Brian Edward 博士(Barnett Parexel,英国)和 Cindy Engle 博士(葛兰素史克,美国),负责文稿整合。Susan Ellenberg 博士(FDA,美国)贡献了许多资料,包括数据与安全监查委员会的专业知识。Susan Sacks 博士(F.Hoffmann-La,罗氏制药)提供了流行病学及相关数据库的重要信息。同时也要感谢制药公司的同仁们,他们完成了 CIOMS VI 工作组的调查问卷(详见附录 3)。最后,我们要感谢 Meghan McLaren(加拿大卫生部),感谢她在编写草案和终稿的管理中提供协助。

Juhana E.Idänpään-Heikkilä, MD. PhD

CIOMS 秘书长

献　词

　　谨以此书献给成千上万的患者和其他慷慨地参与临床研究项目的志愿者们，他们的付出对促进药物的开发和进步是至关重要的。

目　录

I

概 述

一、CIOMS Ⅵ项目的立项依据

涉及人类受试者的医学研究,可以有效促进个人和公众健康。普遍认为,所有此类研究都旨在发现重要的科学知识,以使受试者的潜在获益最大化,同时最重要的是,保证其风险的最小化。所以,本报告侧重于临床研究期间"药物安全性"的技术、医学和监管,但所有这些活动的基础,始终须以尊重临床试验受试者的权利和福祉为先。有时,不得不接受对于个例患者或受试者造成一定的伤害,但是,通过总体的获益-风险权衡,不仅可以促进药物研究的进程,也能够推动一些已上市药物的使用[1][2]。

大多数国家通过发布法规和指南,对临床试验申办者、持续增多的研究者及其机构,提出要求并管理其行为。关于受试者临床安全信息的收集、监测和报告监管部门的相关要求,在此类法规中占有重要地位,通常与药物临床试验质量管理规范

---

[1] For purposes of this report, the term medicine or drug refers to prescription or over the counter products, whether they are "drugs", vaccines, or biotechnology products for prevention, prophylaxis or treatment of a disease or medical condition, and possibly for use in diagnosis.

[2] The benefit-risk relationship is commonly imprecisely summarized by referring to a product as "safe and effective," a description that may be misleading. The words "safety" and "safe" in common usage infer the presence or absence of harm. The Working Group believes there is an enormous perception, especially by the public, that once a drug reaches the market it is, or should be, risk-free. In clinical trials or in general product use, patients are monitored for the presence or absence of harm (not "safety"), and the data are assessed to evaluate the probability of such harm, in other words the risk associated with the treatment. Patients and trial subjects will have different "acceptable" levels of harm or risk, and in that sense risk and harm are relative concepts to the individual.(——译者注:此书为多人协作翻译,可能存在用词未能完全统一的情况。如确有类似上述药物、安全等表述存在疑惑之处,可以考虑用更广泛的含义尝试理解。)

（GCP）的要求相呼应。多数情况下,临床试验相关的法规是基于 ICH 指南或受其影响而建立。其中,最重要的包括支持药物进行临床试验和上市的非临床安全性研究指南（ICH M3）、人群暴露程度:评估非危及生命性疾病长期治疗药物的临床安全性（E1）、临床安全性数据管理的管理:快速报告的定义与标准（E2A）、临床研究报告的结构和内容（E3）、药物注册所需的量效关系信息（E4）、接受国外临床试验数据的种族因素（E5）、药物临床试验质量管理规范指导原则（E6）、特殊人群的研究（老年医学,E7 和儿科人群,E11）、临床试验的统计学原则（E9）,以及临床试验中对照组的选择和相关问题（E10）[③]。

虽然认识到药物警戒作为一门学科和科学,应涵盖药物全生命周期,即从首次 I 期试验中人体用药开始[④],但 CIOMS 药物安全工作组在过去一直更关注上市后的药物警戒[⑤]。实践中,新药研发和上市后的安全性管理通常是分离的,甚至在某些公司和大多数监管机构中分别由不同的部门负责,其职责也不同。这种分离可能导致药物警戒学科中不必要的复杂性。近年来, 有将两个组织部门进一步整合的趋势。即使存在组织分离, 但开展药物警戒工作时最好也能实现组织之间的密切合作。CIOMS Ⅵ工作组的目标之一是帮助弥合批准前和批准后药物警戒活动之间的差距,以了解和管理药物安全性。

管理药物安全性问题的一般职责常涵盖于 GCP 法规或指南中,但更细节与复杂的问题,须基于药物警戒质量管理规范（Good Pharmacovigilance Practices,GPP）的更加专业化与国际化的进展,这项内容超出了本工作组的范围。

由于实际或预期安全性问题,过去 40 年来已有 130 多种药物撤市。其中约 1/3 在上市后两年内撤市,一半在上市后 5 年内撤市[⑥]。据报道,最常见的问题与肝脏、

---

③ For full details and access to specific guidelines, see: http://www.ich.org

④ The term "pharmacovigilance" is not always used consistently among its practitioners. For example, there is some debate as to whether it should be used for pre-approval safety. We recommend that it should be. Detailed discussion on terminology and definitions for this and other concepts are covered in Appendix 1.

⑤ "Current Challenges in Pharmacovigilance: Pragmatic Approaches," Report of CIOMS Working Group V, CIOMS, Geneva, 2001.

⑥ For example see, Fung, M., Thornton, A., Mybeck, K., Wu, J. H., Hornbuckle, K. and Muniz, E., Evaluation of the Characteristics of Safety Withdrawal of Prescription Drugs from Worldwide Pharmaceutical Markets – 1960 to 1999. *Drug Information Journal*, 35: 293–317, 2001 and Friedman, M. A., Woodcock, J., Lumpkin, M. M., Shuren, J. E., Haas, A. E. and Thompson, L. J., The Safety of Newly Approved Medicines. Do Recent Market Removals Mean there is a Problem? *J. Am. Med. Assoc.*, 281:1728–1734, 1999.

血液系统和心血管并发症有关。目前尚不清楚在药物研发期间是否可预见到此类问题,如果早期发现并充分管理,那么可避免对患者造成伤害并且可为特定目标人群设定可接受的、有利的获益-风险特征。然而,根据过去的众多经验和教训,在研发期间及之后,需对安全问题采取更加系统全面的方法。在药物研发过程中尽早发现和管理实际或潜在的安全性问题,可能有助于避免过早终止研发计划,从而避免在合适的患者中适当用药时获益大于风险的疗法被提前终止。同样,系统方法还可以在尽可能早的时间内发现获益-风险特征不利的产品,从而中止研发计划,使试验受试者的风险最小化。

近期,临床研究人员提出了关于不良事件(AE)报告不足的担忧,以及临床安全监管责任方之间的相互影响的担忧[7]。其中一些担忧和建议包括:个例 AE 的有效评估需要包含病例自身之外的更多信息,包括疗效信息;数据与安全监查委员会(DSMB)的使用及职能需要改进,特别需要明确其与机构伦理委员会/机构审查委员会(IEC/IRB)的关系(例如,应定期向伦理委员会提供摘要,无论所获得的安全数据与相关参数是否符合预期)。同时也发现了 IEC/IRB 面临的许多问题,包括无法独立于之前数据评估大量且类型众多的快速报告;无法从其他研究中心获得信息以辅助正确评估研究数据;令人困惑的监管术语;以及为实现监管合规性,不惜以牺牲当地研究中心的持续获益-风险评估为代价。

从另一角度,通过回顾随机试验中安全性报告及患者因毒性反应退出的原因,发现多个医疗领域中存在差异和不足,因此,需要进一步完善标准[8]。

虽然批准前和批准后安全性监测和管理之间存在一些重要差异,但越来越明显的是它们之间应该具有更强的密切联系,原因之一是,要借鉴和使用两种环境中适用的工具和方法。Vandenbroucke 也有力地得出了同样的观察结果,认为随机试验研究者和药物流行病学家在药物获益和风险的了解方法方面没必要"截然不同"[9]。

---

⑦ Morse, M. A., Califf, R. M. and Sugerman, J., Monitoring and Ensuring Safety During Clinical Research, *J. Am. Med. Assoc.*, 285:1201–1205, 2001 and a response to the article–Burman, W. J. and Schooley, R. The Role of Local Institutional Review Boards in Protecting Human Research Subjects. *ibid.*, 285:2713, 2001.

⑧ Ioannidis, J. P. A. and Lau, J., Completeness of Safety Reporting in Randomized Trials. An Evaluation of 7 Medical Areas. *J. Am. Med. Assoc.*, 285:437–443, 2001, and commentary on the publication, Safety Reporting in Clinical Trials, *ibid.*, 285:2076–2078, 2001.

⑨ Vandenbroucke, J. benefits and harms of drug treatments. Observational studies and randomised trials should learn from each other. *British Medical Journal*, 329:2–3, 2004.

这种联系在针对已上市药物新适应证或新剂型的研发计划中尤其重要。在药物"风险管理"几乎已经成为一门学科的时代,研发过程必须纳入产品生命周期早期和上市前风险管理计划。基于此类系统全面的药物警戒计划,得以完成从研发到上市的过渡,参与其中的不仅有临床安全相关专家(包括流行病学家),还涉及毒理学家、临床药理学家、统计学专家及临床医生[10]。

虽然现有法规构成了临床试验安全数据监测及向监管和其他相关方报告的框架,但在处理这些问题时缺乏一致性和完整性,其中部分原因是对各个国家要求产生影响的文化和历史因素。还有许多重要的课题可能本应但没有涵盖在法规或支持指南中,我们的目标是激发对这些课题的讨论,希望能够就变化达成共识。

读者需要注意,本书中的提议和建议可能与监管机构的现行法规和指南一致或不一致。除非建议得到官方认可和实施,那么应遵循现行法规和指南。

本报告中建议的所有原则和规范在第Ⅷ章中进行了总结,读者不妨查阅其中关于要点的概述。此外,我们认为,(附录1)熟悉词汇表将对读者自身非常有益,特别是介绍性解释。

附录2列出了工作组成员及其所属机构、近4年内为完成此计划而进行的活动总结。

二、CIOMS Ⅵ工作组开展的关于公司实践的调查结果

为了确定本报告所涉及众多领域内业界目前普遍的做法,2003年2月和3月通过互联网进行了调查。以下是主要调查结果总结,关于调查问卷副本和完整结果的详情可参见附录3。邀请参加的欧洲19家、美国35家和日本5家公司、子公司或其他行业组织中,共有21家公司或组织给出回应:欧洲9家、美国8家、日本4家。具体公司的名称参见附录3;不过,所有结果的答案来源均匿名。调查中涉及的主题包括诸多的组织和政策问题(例如,风险管理、研究者手册管理),以及病例处理和数据管理问题(例如,因果关系评估、研究/病例设盲、AE术语和编码字典的使用等)。

虽然趋向于建立一个涵盖上市前和上市后阶段的安全/药物警戒部门,但21

---

[10] For example, see Perfetto, E. M., Ellison, R., Ackerman, S., Shorr, M., and Zaugg, A. M., Evidence-Based Risk Management: How Can We Succeed? Deliberations from a Risk Management Advisory Council. *Drug Information Journal*, 37:127–134, 2003.

家回应的公司或组织中有 8 家称其上市前和上市后安全/药物警戒部门是分开的。很明显,"风险管理"已成为一门学科,21 家公司中有 20 家实施了这种方法;17 家受访公司中有 7 家称由一个单独的小组负责该领域——4 家由安全部门领导,3 家由临床研发部门领导。

大多数公司(14/21)将签署知情同意书视为收集受试者/患者不良事件信息的起点;其他 4 家受访公司表示遵从方案规定。21 家公司中只有 4 家要求研究者在研究病例报告表中记录 AE/ADR 的体征和症状以及建议的诊断; 如果提供了体征和症状, 则 21 家公司中的 13 家会将相关的信息与诊断一起编码并输入其数据库中。

CIOMS 工作组研讨了所有公司在全球范围内均使用一种标准表供研究者记录可疑严重不良事件/反应的适用性和可行性;21 家公司中有 16 家支持这一想法。关于这一点的更多讨论,参见第Ⅳ章。另一个工作组认为向研究者和伦理委员会(IEC)提交可疑严重 ADR 的定期总结报告来代替个别病例;21 家回应公司中有 19 家支持这一想法。更多详细信息,可参见第Ⅶ章。一些监管当局或研究中心已经提出了一些类别的定期报告的要求(例如,5 家公司报告,遵循欧盟临床试验指令或一些国家的特定要求,如英国、葡萄牙、西班牙)。

公司直接向 IEC 提供安全信息(21 家回应公司中的 9 家)和(或)向研究者提供安全信息,随后由研究者转交给 IEC(12/21);然而,这种做法取决于国家法规规定(11/21),并且可能因研究而异(2/21)。

关于公司对 AE 是否为 ADR 的因果关系评估方法,21 家回应公司中 12 家选择"自查法",2 家使用内部方法,3 家使用发布的常规方法(如 Karch-Lasagna),4 家表示"没有特定方法"。几乎所有回应公司(19/21)都将研究者的因果关系评估结果纳入其安全性病例的分析和监管报告中。

一些回应公司已经采纳(6/21)或将采纳(7/21)CIOMS Ⅲ/Ⅴ 关于研究者手册中 DCSI 概念的建议[⑪]。

也许令人惊讶的是,并非所有公司都会定期汇总和审查从正在进行的试验得到的所有 AE 数据,21 家受访公司中 16 家这样做,5 家不这样做。

---

⑪ See *Guidelines for Preparing Core Clinical Safety Information on Drugs. Second Edition, Including Proposals for Investigator's Brochures*. Report of CIOMS Working Groups Ⅲ and Ⅴ. Council for International Organizations of Medical Sciences, Geneva, 1999.

调查结果有助于 CIOMS 工作组制定工作建议。

三、CIOMS Ⅵ项目涵盖的领域

　　CIOMS Ⅵ工作组根据科学原则提出建议,以协调收集、监测、分析、评估/解读临床试验安全信息以及与所有相关方之间的沟通。由此开发出一种"药物临床试验安全质量管理规范"方法,包括一个全面的安全监测/风险管理计划,连接上市前与上市后产品的安全性[12]。

　　这项工作的基础是需要探索以下具体领域,以及法规中未充分阐明但仍存在相当大的不确定性和争论的其他领域:

　　• **术语和定义**:常规安全性术语、定义和类别,大多用于上市后监管报告,与临床试验安全数据分析和理解的相关性如何(例如,药物警戒;严重,非严重;不良事件,药物不良反应)?什么是"信号"和"特别关注的不良事件"?对于有效性、风险、获益-风险评估等术语是否有明确的界定和理解?在 WHO、ICH、之前的 CIOMS 小组、不同监管机构和其他机构发布的术语和定义中选择使用哪种术语和定义? 附录1中的词汇表及各章节中的讨论尝试解决这些问题。强烈建议读者阅读词汇表的开头部分,以了解术语的用法、缩写和定义。除了与药物警戒和药物安全性相关的术语外,词汇表还涵盖了第Ⅵ章中使用的重要统计学术语。

　　• **临床试验伦理学**：近期发生的事件已经使规范伦理实践和行为的各种规则和法规要求发生改变。《赫尔辛基宣言》修订版中，修改了研究者、申办者、IEC、DSMB 的角色和职责，新的隐私和数据保密法以及影响研究受试者权利和福祉的其他考虑，均需要针对伦理概念在人类药物研究中的作用进行扩展。第Ⅱ章涵盖了这些内容。

　　• **整体药物警戒 / 风险管理系统**:是否可以为产品整体安全系统制定一般原则和实践指南,以此作为识别、评估和管理产品潜在和实际安全性问题的基础?如何使用它以作为研发期间与药物批准上市之间的过渡? 第Ⅲ章提供了药物警戒/风险管理过程的指南,可作为药物研发期间所需的一般或具体药物警戒计划的基础。

---

　　[12] The reader will be interested in ICH guideline E2E(Pharmacovigilance Planning), that outlines a comprehensive approach to pharmacovigilance/ risk management of newly introduced products. See http://www.ich.org.

● **安全数据的收集和合理管理**：传统研究方案的措辞是否能满足安全性管理的需求？数据收集应何时开始？是否可针对收集内容和收集时间制定标准？在实验室数据收集和记录方面是否存在特殊问题？安全数据和临床疗效终点之间的关系是什么（特别是涉及死亡率或发病率增加）？谁负责确保在研究中心数据收集的完整性和及时性？申办者的负责人是谁（尤其是当工作外包给合同组织或有许可关系时）？研究者采用全球标准形式或数据元素集向申办者报告严重不良事件是否切实可行？研究者对不良事件的因果关系评估结果会产生什么影响？患者出于安全原因退出研究或完成研究（或末次用药）后，多久应跟踪潜在药物不良反应（ADR）或监测现有 ADR？一旦检索到数据，确保正确选择和编码 AE/ADR 术语从而保证准确充分分析和评价的适当方法是什么？第Ⅳ章和第Ⅴ章涉及了这些问题及其相关问题。

● **安全数据评估**：是否可采用标准方法来检测、分析和管理安全性信号？个例报告评估对于总体数据分析的意义是什么？如何在涉及安全性监测、报告和分析方面管理设盲研究？在各利益相关方中，谁应该负责或参与汇总安全数据的持续性的分析和研判（研究者、申办者、ERC[13]、IRB、DSMB/DSMC、监管机构）？研发期间安全数据分析和评估的频率和深度取决于哪些因素？根据结果（特别是与停止试验、紧急情况或研究方案变更有关的结果）有哪些行动可供选择？需要采取哪些方法来评估特殊人群或亚组人群（如老年患者、儿科患者[14]、器官受损患者、有生育能力的妇女）的用药安全性经验？用于描述 AE/ADR 的医学术语和定义的准确性和相关性如何，包括使用特定的编码词典？这些术语和定义对研究者手册（IB）和最终获批产品信息（数据表）中包含的信息有何影响？第Ⅴ章深入探讨了这些话题。

● **安全数据的统计分析**：推理和描述性统计的适当用途各是什么，何时使用？"意向性分析"分析是否适用于安全数据？检验效能（也称统计把握度）、多重性（多重分析）和时间依赖性对个体试验数据的分析和判读有何影响？选择单侧还是双侧检验？连续数据（例如，实验室检查）与二分类数据（例如，存在/不存在）的正确分析方法是什么？生存分析技术（考虑用药和停药时间）是否重要，如果重要，何时重要？

---

[13] May also be called Independent Ethics Committees （IECs）, or Research Ethics Committees （RECs）. See Chapter 2 for more discussion on the roles and responsibilities of ERCs and IRBs.

[14] The EMEA issued a concept paper as evolving guidance in March 2003 on pharmacovigilance in children （http://www.emea.eu.int/pdfs/human/phvwp/483802en.pdf）. Although it pertains directly to post-marketing conditions, it could serve as a useful reference for clinical trials as well.

Meta 分析方法如何用于汇总多项研究的数据？如何将来自除试验外不同来源的背景数据用于结果比较？向医护人员和患者传递风险信息的最佳方式是什么？第Ⅵ章提供了有上述相关及其他统计问题的详细信息和指南。

●**临床试验期间安全信息的监管报告及与他人沟通：**不同国家的法规是否具有足够的一致性，可实现行业标准的全球统一？近期的法规变更（如欧盟临床试验指令[15]）如何影响安全数据的监测、处理和报告？在试验过程中或完成时，或在试验启动前应传达给研究者、ERC、IRB、DSMB 及研究受试者的内容是什么？什么时候应该传达信息？谁负责将此类信息传达给相关各方？第Ⅶ章详细讨论了这些问题，并针对新的方式提出了一些建议。

重要的是，我们采用比过去更全面和透明的方法来管理风险；我们对产品安全性特征的理解在整个研究和使用过程中不断发展。该 CIOMS 报告涵盖了上述所有问题（甚至更多），旨在为临床研究项目中的合理药物安全监测计划的设计和实施提供实用指导。其不仅针对药物警戒/临床安全专家，也针对参与新药、上市药新适应证和新剂型的临床研发过程规划、设计和实施的所有人员。

应仔细考虑的产品安全性的另一个方面是用药错误（药物处方、配药、给药和使用错误）的可能性，这可能导致不良反应，有时导致严重不良反应。尽管通常不与临床试验相关，但在研发计划期间有时出现此类错误。此外，申办者应尽量预测一般人群用药时可能出现的错误类型，并采取措施将可能性降至最低（例如，避免可能的名称、外观和包装相似性/与其他产品混淆）[16]。同样，申办者应尽量预测一般人群用药时是否可能发生超说明书（未经批准）用药；这种情况下应有不同或非常规的安全性考虑。有关这些问题的讨论和建议，参见第Ⅲ章。

四、基于临床试验了解药物安全的局限性

几乎所有新药的研发过程都体现了以下两种矛盾的权衡：①在动物和人类中获得关于药物特性的最少基本数据；②在批准和普遍用药之前尽可能多地了解产品安

---

[15] See http://europa.eu.int/eur-lex/en/oj/index.html for the Directive and http://pharmacos.eudra. org/F2/pharmacos/new.htm for the associated Guidances, two of which relate directly to pharmacovigilance during clinical trials.

[16] For a set of definitions and a taxonomy of medication errors, see www.nccmerp.org (the US National Coordinating Council for Medication Error Reporting and Prevention(NCCMERP)).

全性(和疗效)信息。

　　为了能够在合理时间内以可接受的成本引入新药,监管和科学要求必须切合实际。常见的典型临床研发存在局限性,包括相对于规模更大且更多样的用药人群,研究受试者人数较少且同质;研究设计时在统计方面关注疗效(把握度计算等)而非安全性;对照的试验环境可能无法反映"真实世界"(合并治疗、治疗访视次数、干预和测量程度、并发症等);数据普遍适用的不确定性[17];以及治疗持续时间相对较短(例如,可能无法观察到迟发反应)。对于某些类别的药物,如抗艾滋病药物,为了满足迫切的公共卫生需求,研发时间可能较短,在这种情况下,我们对安全性特征的了解甚至更不全面,情况会变得混杂或更加复杂,特别是多药用药和固定复方药物用药时。原则上,与大多数上市后试验和观察性研究不同,临床试验期间的随机化将减轻此类混杂因素。

　　遵从 ICH GCP 指南(E6),这是临床试验实施中采用的最广泛标准,可确保试验受试者的权利、安全和福祉得到保护,并确保试验数据是可信的。针对申办者和研究者收集和报告安全信息的职责制定了一般原则和指南。另一项 ICH 指南——临床试验的一般考虑(E8),总结了科学管理卓越的关键原则和实践,并解释了不同ICH 临床指南之间的联系。然而,该领域变得越来越复杂,尽管有广泛认可的标准和已发表的关于药物临床研究的论文[18],但许多方面仍需要加倍关注。虽然各公司已努力制定关于安全数据收集、监测、处理、分析、评估、展示和报告的内部通用标准,但工作组认为仍需要一些新的想法和做法。

五、项目涵盖范围

　　本报告描述的概念和提议适用于处方药、生物技术产品、诊断用药、非处方药和预防性治疗。本项工作关注新产品研发项目,通常是 I 期至Ⅲ期试验,但也与Ⅳ

---

　　[17] For a recent analysis of clinical trial vs "real world" ADR profi les that highlights the problems with attempting to generalize results from trials, see Dieppe, P., Bartlett, C., Davey, P., Doyal, L., and Shah, E. Balancing benefi ts and harms: the example of non-steroidal anti-infl ammatory drugs, British Medical Journal, 329:31–34, 2004.

　　[18] For example, see Guide to Clinical Trials by B. Spilker. Lippincott Williams & Wilkins, Philadelphia, 1991 and Handbook of Phase I and II Clinical Drug Trials, Edited by J. O'Grady and P. H. Joubert. CRC Press, LLC, 1997.

期试验相关(通常被视为许可后治疗研究)[19]。本项工作也适用于涉及药物遗传学的项目。生物和生物技术药物的另一个复杂因素是其对质量(生产)问题的敏感性更高;外源抗原、特定 DNA 含量或 DNA 污染、热原和(或)病毒污染物的存在情况在反映安全性方面产生重要影响。本报告不包括上述技术细节。

　　尽管涉及转基因生物的基因治疗研究和计划仍然有待开发并且可能存在一些争议,但我们认为本报告中提供的指南适用于上述领域。然而,必须考虑到与基础科学和潜在质量问题相关的知识正在不断发展。

　　本报告也适用于预防性和治疗性疫苗,尽管它们都有各自的特殊情况,且前者涉及潜在的重大公共健康影响,通常涉及大规模人群试验,因此越来越需要评估免疫标志物。在许多情况下,大部分验证性研究将在许可后进行。大多数疫苗计划针对婴儿和儿童,这增强了对伦理考虑和知情同意的敏感性。

　　本报告未阐述在某些监管范围内越来越频繁地尝试在规定临床情况下对处方药考虑性价比。这一理念涉及药物监管领域内的一些观点和争议,可能是社会政治或经济问题而非(或同时是)科学问题。获益-风险-成本分析和决策方法仍处于初级阶段。

　　尽管本报告针对药物,但也认为所涉及的原理和实践也适用于医疗器械,尽管在医疗器械的研究和使用中存在一些特殊问题。

　　本报告不仅针对作为临床试验申办者的制药公司及其代理人[合同研究组织,(CRO)],也针对独立临床研究人员和其他非商业药物研发的人员,因为提高安全性标准原则上都关系到患者保护。希望在临床试验实施中与其他利益相关方同样重要的学术性临床研究人员阅读和使用本报告。

　　最后,重要的是要认识到,不能也不应将药物的风险与已确定获益分开考虑。在任何研发项目中,最终目标都是评价并提供预期使用条件下获益-风险关系的权衡,这对于药物的批准及其在一般人群中的使用至关重要。众所周知,获益-风险(或获益-危害)关系的合理评估比较困难,无论是由监管机构对人群进行评估还是由患者和医护专业人员对个人进行评估。一些潜在偏倚和影响因素可影响获益-风

---

⑲ ICH Guideline E8 (General Considerations for Clinical Trials) has proposed that studies be categorized according to their objectives (human pharmacology, therapeutic exploratory, therapeutic confi rmatory, and therapeutic use), as distinct from the temporal phases of drug development (I through IV). For example, human pharmacology studies (traditionally referred to as Phase I) can be and often are conducted throughout a product's lifetime.

险关系的确定(通常根据"主观期望效用理论"确定)[20]。本报告仅间接解决了这种关系的获益方面, 并没有重点关注采用创新方法定性和定量测定获益-风险关系[21][22]。无论使用何种方法来推导和描述特定产品的获益-风险关系,都必须了解,随着时间的推移,特别是产品普遍使用后,这种关系可能变得更好或更差。随着新药和改良药物获批用于临床,类似的治疗类别内随后研发的药物需要满足日益严格的获益-风险要求,这可能对新的研发项目产生重大影响。

---

[20] For a thoughtful treatment of this subject with suggestions on how to understand why different stakeholders interpret the benefit-harm balance of medicines differently, and how to form a basis for strategies to counter cognitive and other infl uences, see: Greenhalgh, T., Kostopoulou, O., and Harries, C. Making decisions about benefi ts and harms of medicines, *British Medical Journal*, 329:47–50, 2004.

[21] For more details on benefit-risk considerations, see: Spilker, B., Incorporating Benefit–to–Risk Determinations in Medicine Development, *Drug News and Perspective*, 7(1), February 1994, 53–59; Chuang–Stein, C. A., New Proposal for Benefit–less–Risk Analysis in Clinical Trials, *Controlled Clinical Trials*, 15:30–43, 1994; and *"Benefit–Risk Balance for Marketed Drugs: Evaluating Safety Signals,"* CIOMS, Geneva, 1998. Although this last refercnce focuses on marketed drugs, the principles and process described are valid for drugs in development.

[22] Holden, W.L., Juhaeri, J. and Dai, W. Benefit-risk analysis: a proposal using quantitative methods, *Pharmacoepidemiology and Drug Safety*, 12:611–616, 2003, and *idem*, Benefit-risk analysis: examples using quantitative methods, ibid., 12:693–697, 2003. Also, see Eriksen, S. and Keller, L. R. A Multiattribute-utility-function Approach to Weighing the Risks and Benefits of Pharmaceutical Agents, *Medical Decision Making*, 13:2, April-June 1993, 118–125.

II

临床试验安全管理的伦理问题

一、背景

　　大多数国家或地区都有关于临床试验期间申办者、研究者和伦理委员会负有的安全监测责任的条例和法规,但这些法规的细节仍在不断地演变。所有法规的伦理基础都以若干区域性和国际性指南为基础, 这些指南规定了人类研究的基本原则。最知名的和适用范围最广的是《赫尔辛基宣言》[①],大多数国家的法规纳入或引用了该宣言。然而,还有其他一些将对这一领域的标准产生影响且有价值的文件可供商议。CIOMS《国际伦理指南》[②]为如何有效地运用《赫尔辛基宣言》的伦理原则提供了指导。这一话题在特定的国家和地区,如拉丁美洲[③]和一些发展中国家[④],也得到了越来越广泛的关注。值得注意的是,欧洲委员会正在拟订一项"生物医学研究条例草案",这是一项具有法律约束力且必须得到成员国批准的综合法规[⑤]。同时,

---

① For the latest edition, see Appendix 4 or www.wma.net/ethicsunit/DeclarationofHelsinki

② *International Ethical Guidelines for Biomedical Research Involving Human Subjects*, CIOMS, Geneva, 2002 (a guide to the application of the Declaration of Helsinki, particularly for research in developing countries; available in several languages, including Japanese, Spanish, Italian, German, etc.); also, see Ethical Considerations in Clinical Trials, Proceedings of an EMEA Workshop, 26 November 2001(www.emea.eu.int).

③ Cavazos, N., Forster, D., Orive, O., Kaltwasser, G. and Bowen, A. J. The Cultural Framework for the Ethical Review of Clinical Research in Latin America, *Drug Information Journal*, 36:727–737, 2002.

④ Zumla, A. and Costello, A. Ethics of Healthcare Research in Developing Countries, *J. Roy. Soc. Med.*, 95:275–276, 2002.

⑤ See www.coe.int/T/E/legal–affairs/legal_co–operation/bioethics.

联合国教科文组织(UNESCO)计划独立制定"生物伦理学的通用方法",其中包括关于生物医学/临床研究的章节⑥。

对于任何设计和进行临床试验的人来说,最基本的原则应为:任何不符合科学原理的研究都可以被认为是不道德的。在处理涉及人类的潜在风险和利益的研究时,普遍接受的基本伦理原则是:个人的自主权(尊重个人及其尊严)、善意(正确行事)、非恶意("不伤害")和正义(研究的收益和付出在所有群体和阶层中公平分配)⑦。这些原则贯穿于试验人员和研究者的行为,这些行为直接影响到患者和健康志愿者所面临的潜在风险和获益。Neutel⑧详细调查了研究者们如何运用善意和非恶意原则以有效减少风险和最大化获益的复杂问题;知情同意程序的改进发挥了关键作用。

本章的目的在于讨论当前与临床医学研究有关的伦理方面,特别是与临床安全有关的思考和法规。这是一个复杂且具有文化依赖性的议题,由不同群体参与的临床研究伦理调查是一个积极的过程⑨。因此,工作组认为,目前就可能引起争议的伦理问题提出任何具体的建议都超出了其讨论范围。然而,本章确实就一些问题提供了建议,并为持续进行的讨论提供了其所希望的信息和想法。

新的法律法规和新的观点扩大了伦理观念在临床试验中的应用范围,这超出了通常的主题,即利用知情同意和赔偿(保险)防止受试者受到伤害。不仅关注患者的一般权利,同时对于非工业化国家和发展中国家⑩的临床试验,对于易受影响的和社会弱势群体中患者的临床试验⑪,对于透明度(包括支付给研究者和受试者的费

---

⑥ For an interim report, see www.unesco.org/ibc/en/actes/s10/index.

⑦ The National Commission for the Protection of Human Subjects of Biomedical and Behavioral Research. *The Belmont Report. Ethical Principles and Guidelines for the Protection of Human Subjects of Research.* US Department of Health, Education and Welfare, Washington, DC, 1979(see http://ohsr. od.nih.gov/mpa/belmont. php3).

⑧ Neutel, C. I. The Dilemma of Using Humans as Research Subjects: An Assessment of Risks and Benefits, *Drug Information Journal*, 38:113–126, 2004.

⑨ For example, see Emanuel, E. J. et al. Oversight of Human Participant Research: Identifying Problems to Evaluate Reform Proposals, *Ann. Intern. Med.*, 141: 282, 2004.

⑩ Idanpaan-Heikkila, J. E. Ethical principles for the guidance of physicians in medical research - the Declaration of Helsinki, *Bulletin of the World Health Organization*, 79(4):279, 2001.

⑪ Vrhovac, B. Chapter 2. Ethical Considerations in *Basic Guidelines for Pharmacological Research in Humans*, IUPHAR, August 2004(Brisbane, Australia).

用），对于所有试验结果的可及性（包括那些"负面"的发现），都越来越重要和敏感。

专业度和财务收益的利益冲突也是令人关切的问题。与临床试验有关的潜在利益冲突可能会损害研究和受试者保护的完整性，因此必须仔细考虑。它们可能涉及机构、研究者、独立伦理委员会（IEC）及其个人成员。除了可能给个人和（或）机构带来的如财务收益等明显的冲突之外，还有一些类似专业认可度和晋升等方面的微妙的影响。例如，在计划进行研究的机构内成立 IEC 时，必须谨慎行事，不要让该机构经常获得的大量资金，影响其对试验方案和受试者保护措施的审查和批准[12]。对给予研究者和患者的金钱补偿及可能产生的不良影响必须谨慎对待，对此目前的审查力度正在逐渐加大[13]。

在面临任何潜在的利益冲突时，所有相关方的透明度至关重要。每个机构、研究者、独立伦理委员会/机构审查委员会（IEC/IRB）及其成员都应制定利益冲突政策，以确保其独立于外部影响，包括任何怀疑他们是否有能力做出不带偏见的决定和履行其保护受试者的权利、安全和福祉的责任。这将促使 IEC/IRB 的审批、稽查和监督职能与该机构和研究者（即那些参与资助、发起和开展研究的人，以及可能从其积极成果中获益的人）的业务职能明确分离。IEC/IRB 及其成员应与研究申办者和受试者均无利益关联。

在目前的背景下，从以下两个方面就伦理问题进行广泛的思考有重要意义：利益相关者的作用和责任，以及监管考虑事项。

二、利益相关方

对批准前的临床安全数据的监测和管理涉及许多利益相关方，他们均有自己的观点和期望，也有各自的作用和责任。

● **患者**。除了健康的志愿者外，患者愿意接受风险是基于他们对安全性的了解（"这项研究安全吗？"），并且这个意愿会受到对良好安全性和有效结果期望的影响。患者应始终被视为研究的正式伙伴并助其全面了解情况，以便使他们了解自

---

[12] For a detailed discussion and suggestions for dealing with conflicts of interest, see *Responsible Research: A Systems Approach to Protecting Research Participants*, Institute of Medicine (US), Washington, DC, October 2002（http://www.iom.edu/report.asp?id=4459）.

[13] See Reiser, S.J. Research Compensation and the Monetarization of Medicine, *J. Am. Med. Assoc.*, 293:613–615, 2005.

身在研究中的作用和重要性。这样,患者/志愿者将能够更好地对他们是否参与或继续参与研究做出决定,同时也能提高他们遵守研究方案要求的意愿。因此,在知情同意的过程和整个研究过程中,使他们获得尽可能多的信息以最大限度地提高他们的知情程度变得更加重要[⑭]。这些问题对申办者、研究者和 IEC 来说都是一个重大挑战[⑮]。一段时间以来,有证据表明使用中的知情同意书对多数患者阅读起来太长、太难[⑯⑰],这个问题已超出了 CIOMS Ⅵ 工作组的职权范围。患者隐私及其数据的保密性也非常重要(更多详情请参见本章第三部分)。

　　● **监管机构和公共卫生界**。政府有法定责任通过其监管机构[⑱]批准药物的使用,但须证明其"安全及有效",并具备所需的制造质量。监管机构制定了监管框架,以确保其科学评估是基于从精心构思和进行的临床试验中获得的可靠数据。监管机构和公共卫生界通过持续监测各种试验药物和上市后的药物的安全性来保护公众。在临床研发项目期间,当局有几种可供选择的办法来保护试验对象,并确保研究的科学质量和完整性——从常规监测与稽查到"临床暂停"(暂时中止/叫停一项或多项试验)、强制方案和(或)知情同意调整、申办者的定期安全评估报告、完全停止该项目以及其他强制措施。一旦产品获得批准并在一般人群中使用,监管机构必须继续监测其使用情况,以确保对于每个获批的适应证和亚群体,获益和风险之间保持着可接受的平衡。

　　● **研究者**。无论是独立研究者,还是代表公司或其他申办者进行试验,研究者

---

⑭ See Guideline 5, "Obtaining informed consent: essential information for prospective research subjects," in *International Ethical Guidelines for Biomedical Research Involving Human Subjects*, CIOMS, Geneva, 2002.

⑮ For example, see Hochhauser, M. Why You Can't Write a Consent Form at a Sixth-grade Reading Level, *DIA Forum*, October 2002, p.22-25 and DeMilto, L. Working with Institutional Review Boards and Informed Consent, *ibid.*, July 2002, p.16-20.

⑯ Sharp, S. M. The Problem of Readability of Informed Consent Documents for Clinical Trials of Investigational Drugs and Devices: United States Considerations, *Drug Information Journal*, 38:353-359, 2004.

⑰ Recently, the US Office for Human Research Protection(OHRP) has provided guidelines and sample documents for obtaining and documenting informed consent for non-English speaking subjects. Go to http://www.hhs.gov/ohrp/policy/index.htm#informed for links to the information.

⑱ For example, U.S. Food and Drug Administration(FDA), U.K. Medicines and Healthcare Products Regulatory Agency(MHRA), Japan Ministry of Health, Labor and Welfare(MHLW), European Medicines Agency(EMA).

及其工作人员在确保受试者的权利和安全,收集完整、准确和符合研究方案要求的数据方面发挥着最重要的作用。他们也是建立并保持与 IEC、数据与安全监查委员会、申办者以及必要时与卫生主管部门的有效沟通的关键。

　　• **IEC 和 IRB**[19]。这些机构的责任和成员资格一般已在本国和国际临床研究法规中阐明[20]。然而,已经出现新的问题,并影响到机构的管理和作用发挥。临床研究伦理委员会越来越难以处理伦理和技术上的复杂性,例如,使用安慰剂、等效性与非劣效试验,使用合适的对照药物、适当的剂量以及治疗终点[21]。在过去几年中,由于一些试验患者严重受伤或死亡,政府和公共团体也加强了对 IEC 和 IRB 的审查,同时也正在努力通过包括立法的方式来加强受试者安全[22]。此外,还采取了一些措

---

　　[19] In common usage, the names IRB(Institutional Review Board), ERC(Ethics Review Committee) and Independent Ethics Committee (IEC) generally represent the same or similar bodies which are expected to have the expertise to maintain study oversight and protection of the subjects. However, in some cultures and institutions, ethics committees and review boards may interpret their roles differently and perform different functions. IRBs are usually limited to an institution as the name implies, but are expected to be capable of reviewing and approving study protocols. For example, some may include statisticians and trial methodologists to ensure that studies will obtain data of value; however, IECs focus on assuring that patients are not exposed to undue risk and may not have scientific expertise. Furthermore, an ethics committee may be responsible for all ethical issues within an institution, including issues related to clinical trials, whereas a separate IRB might be established within the same institution for a specifi c purpose, especially for oversight of clinical research. Because of the use of "centralized" IRBs or IECs for multi-site studies, some institutions have redefi ned and separated the local boards' roles and responsibilities (e.g., data privacy, animal research review, ethical considerations). See the Glossary(Appendix 1) for more discussion.

　　[20] For example, see Article 6 in the EU Directive on good clinical practice and conduct of trials (http://europa.eu.int/eur-lex/en/oj/index.html). Official Journal of the European Communities, 1 May 2001, L 121/34–L 121/44.

　　[21] Garattini, S., Bertele, V. and Li Bassi, L. How can research ethics committees protect patients better?, *British Medical Journal*, 326:1199–1201, 2003.

　　[22] For example, see (a)*Responsible Research: A Systems Approach to Protecting Research Participants*, Institute of Medicine(US), National Academies Press, Washington, DC, 2003 (see http://www.iom.edu/report.asp?id=4459). (b)*The Globalization of Clinical Trials: A Growing Challenge in Protecting Human Subjects*, US Department of Health and Human Services Offi ce of Inspector General, September 2001 (Report Number OEI-01-00-00190, available at http://oig.hhs.gov.oei) and (c) Bailey, V. J., New Directions for IRBs, *Food and Drug Law Institute Update*, November/December 2001(www.fdli.org).

施,对IEC和IRB进行认证㉓。在美国,一个新的认证项目——人类研究保护伙伴关系(PHRP)于2003年开始实施㉔。另一个在美国的新组织——人类研究保护计划认证协会(AAHRPP)也建立了一个认证体系㉕。其任务是在从事涉及人类研究的机构、IRB和研究者之间提供自愿的同行评议和教育,以促进维护受试者的权利和福祉,并遵守相关的伦理和监管标准。

其他进展包括使用中心化的IRB,由当地研究中心的IEC/IRB接受授权(最好是已经认证的)机构对多中心试验的审查,而非每个地方机构进行单独审查㉖。根据欧盟临床试验指令,每个成员国必须建立一种机制,就批准其国内的临床试验发表单独意见。

目前欧盟已经制定了面向其内部各IEC的稽查指南㉗。一项关于研究者清单的实际建议也已经发表,以确保对每项研究的试验方案和受试者保护机制进行适当的IEC/IRB审查㉘。最后,由专门从事临床研究伦理的协会公布并举办关于IRB和

㉓ *Preserving Public Trust: Accreditation and Human Research Participant Protection Programs*, National Academy of Sciences, Washington, DC, 2001 (see www.nap.edu). Also, see the EU Clinical Trial Directive approach to accreditation: http://pharmacos.eudra.org/F2/pharmacos/docs/Doc2004

㉔ This is a collaborative effort by JCAHO (Joint Commission on Accreditation of Healthcare Organizations) and the NCQA(National Committee for Quality Assurance). For details, see www.phrp.org.

㉕ The overall goal of accreditation is to improve protection of human research subjects by developing performance standards that encourage programs to adopt "best practices" in this area, and by recognizing the programs that meet those standards. See www.aahrpp.org/for details.

㉖ A few examples of centralized and independent IRB models operating in the US include: MACRO (Multicenter Academic Clinical Research Organization), a reciprocal IRB approval process for several academic medical centers (www.ccs.wustl.edu); WIRB (Western Institutional Review Board), www.wirb.com, which offers international ethics review services; CIRB (Consortium of Independent IRBs), a group associated with the US National Cancer Institute(www.ncicirb.org); Midlands L.L.C. IRB, which has the ability to review studies in all States of the US (see www.midlandsirb.com); Coast Independent Review Board(www.coastirb.com); The Copernicus Group (www.copernicusgroup.com). For the UK, see Multicentre Research Ethics Committee(MREC) and Local Research Ethics Committee(LREC) requirements(www.corec.org.uk and www.eric-on-line.co.uk/index.php). Also, see www.irb-irc.net for information on Independent Review Consulting, an organization that provides IRB services and ethics review consultation.

㉗ See "European Guidelines for Auditing Independent Ethics Committees," European Federation for Good Clinical Practice(EFGCP) at www.efgcp.org.

㉘ Spilker, B. Creating an IRB Checklist to Protect Human Subjects in Clinical Trials, *Applied Clinical Trials*, September 2002, p.34-36.

IEC 作用的会议[29]。

• **数据与安全监查委员会**[30]。近年来,在随机化临床试验中,使用数据监查委员会的情况有所增加。它们对于其职责以及与其他利益相关方的互动方式采取了不同的方法。这类委员会在新药开发过程中能够发挥关键作用,其监管地位正在发生变化[31]。从科学和伦理的角度来看[32],对于 DSMB 是否应该或者何时能够获得非盲的有效性数据和安全数据,以及应该与谁共享这些数据,还存在着一些争论。一些监管机构已经确定了关于这些委员会的作用和责任、对于盲态数据的访问级别等问题的基本原则。FDA 已经发布了一份面向申办者的关于如何运作临床试验监查委员会的指南草案[33]。《欧盟临床试验药物警戒指南》也对相关内容进行了规定[34]。世界卫生组织(WHO)通过其热带疾病研究和培训特别项目也为 DSMB 制定了一项业务指南草案[35]。这些委员会面临的根本挑战是寻求适当的平衡,既能最大限度地提高试验的科学价值和有效性,又能尽到保护受试者和患者的责任[36]。在

---

[29] PRIM&R(Public Responsibility in Medicine and Research, www.primr.org); ARENA(Applied Research Ethics National Association, www.aamc.org/research/primr/arena); ACRP(Association of Clinical Research Professionals), a very large membership of research professionals(www.acrpnet.org).

[30] An independent body with oversight for the monitoring and assessment of data from clinical trials to protect study participants and to protect the validity and credibility of the trial. They may be referred to variously as data monitoring boards or committees(DMBs, DMCs), data and safety (monitoring) boards(DSMBs), and other terms. See the Glossary(Appendix 1) under Independent Data–Monitoring Committee for more discussion, and Appendix 5 for a detailed description.

[31] Ellenberg, SS, Fleming, TR and DeMets, DL. *Data Monitoring Committees in Clinical Trials: A Practical Perspective*, John Wiley (Chichester, England), 2002. Also, see Ellenberg, S.S. Independent Data Monitoring Committees: Rationale, Operations and Controversies, *Statistics in Medicine*, 20: 2573–2583, 2001.

[32] Fleming, T. R., Ellenberg, S., and DeMets, D. L. Monitoring Clinical Trials: Issues and Controversies Regarding Confi dentiality, *Statistics in Medicine*, 21: 2843–2851, 2002.

[33] Guidance for Clinical Trial Sponsors On the Establishment and Operation of Clinical Trial Data Monitoring Committees, November 2001(www.fda.gov/cber/guidelines.htm).

[34] See ENTR/6422/01 at http://pharmacos.eudra.org/F2/pharmacos/dir200120ec.htm

[35] Operational Guidelines for the Establishment and Functioning of Data and Safety Monitoring Boards, UNICEF/UNDP/World Bank/Who Special Program for Research and Training in Tropical Diseases (TDR), 31 March 2004 draft (WHO, Geneva). For details, write to Dr. Juntra Karbwang, the clinical coordinator of TDR, at karbwangj@who.int.

[36] Slutsky, A. S. and Lavery, J. V. Data Safety and Monitoring Boards, *New England Journal of Medicine*, 350:1143–1147, 2004.

DAMOCLES 项目[37]的支持下，一份关于 DSMB 方法的全面审查报告已经出版，并提出了最佳实践建议。

● **制药公司及其代表。**制药公司及其合同伙伴(CRO、实验室、许可人/被许可人)有责任与研究者合作，确保采取一切必要步骤使试验在最佳的科学性和伦理条件下进行，以最大限度地提高工作质量，尽量降低受试者的风险——同时均应遵守当地和国际法规。跨国申办者应努力执行其临床试验实践和操作的全球安全标准，包括确保所有研究方案充分解决安全性监测和报告问题。

除上述利益相关方外，临床研究进程的其他参与者，即统计学家和流行病学家[38]，也有自己的伦理原则和相关原则。虽然与临床试验过程没有直接关系，但专业的和非专业的媒体记者也有其道德义务，对其所获得的关于临床研究成果的信息提供准确和公正的报道。

三、不断发展的监管和社会需求

临床试验实施条例中的伦理、技术和管理要求繁多且复杂，也与正在进行试验的国家或地区相关。对这些的详细讨论超出了本书的讨论范围，但有关其改变的趋势方向在本书中有所涉及[39]。其中，最重要的要求之一是在临床试验中快速向监管机构报告医学上重要的(严重)不良事件。一些国家在项目研发期间也需要向监管

---

[37] Data Monitoring Committees: Lessons, Ethics and Statistics (DAMOCLES). For details, see Sydes, M. R. *et al.*, Systematic qualitative review of the literature on data monitoring committees for randomized controlled trials, *Clinical Trials*, 1:60–79, 2004.

[38] For example: Ethical Guidelines for Statistical Practice, American Statistical Association (for information, asainfo@asa.mhs.compuserve.com), and Guidelines for Good Epidemiology Practices for Drug, Device, and Vaccine Research in the United States, *Pharmacoepidemiology and Drug Safety*, 5:333–338, 1996.

[39] A useful source of current regulations and guidelines for many countries throughout the world is found at: www.regsource.com.

[40] For US IND Rules, see 21CFR312(www.fda.gov) and for the EU CT Directive, see *Directive 2001/20/EC of the European Parliament and of the Council* (4 April 2001), Official Journal of the European Communities, L121/34, 1 May 2001 (http://europa.eu.int/eur–lex/en/oj/index.html). Implementation guidelines for the CT Directive are available on the European Commission website at http://pharmacos.eudra.org/F2/pharmacos/docs.htm#news.

机构提交定期(状态)报告,如美国 IND 条例和欧盟临床试验[40]指令所规定。

1.个人数据的隐私和保密

在过去几年中,保密工作和对个人数据的保护引起了极大的重视。欧盟及其成员国、美国、加拿大、澳大利亚、日本、阿根廷和其他几个国家已颁布新的法律法规,增加了受试者数据权利和数据保障措施, 所有这些法律法规对临床试验中个人数据的收集、获取和处理,以及将这些数据转移到来源国以外的可能性产生影响[41]。在临床研究项目中越来越多使用的遗传药理学和组织样本 DNA 分型是一个特别敏感的领域[42]。对这些法律以及它们对临床研究和药物警戒影响的分析已经发表[43]。研究中心是否遵守新规定可能会受到 IRB 和 IEC 的监管,从而增加它们的责任;然而,这是一个不断发展的领域,尚未制定任何国际标准[44]。

----

[41] For example, see European Parliament and the Council of the European Union "Directive on the Protection of Individuals with Regard to the Processing of Personal Data and on the Free Movement of Such Data,"(Directive 95/46/EC), Offi cial Journal of the European Communities, No. L 281, 31-50 (November 23, 1995). Also available on the Internet at: http://europa.eu.int/eur-lex/en/lif/dat/ 1995/en_395L0046.html. The Directive has been transposed into local law within the Member States of the European Economic Area. In the US, the Department of Health and Human Services(DHHS) released its fi nal rule on Standards for Privacy of Individually Identifi able Health Information on 20 December 2000 for implementation in April 2003; see http://www. hhs.gov/ocr/hipaa.html.

[42] Anderson, D.C. *et al*. Elements of informed consent for pharmacogenetic research; perspective of the pharmacogenetics working group, *The Pharmacogenomics Journal*, 2:284-292, 2002. Also, see *Pharmacogenetics-Towards Improving Treatment with Medicines*. Report of a CIOMS Working Group, CIOMS, Geneva, 2005.

[43] M. Barnes and J. Kulynych, HIPAA and Human Subject Research: A Question-and-Answer Reference Guide,Barnett International, Media, PA, 2003(for information, see www.barnettinternational. com/edu-pubs.cfm); The Effect of the New Federal Medical-Privacy Rule on Research, N. Eng. J. of Med., 346:201-220, 2002; and Knudsen, L. E., Theilade, M. D., Gordon, A., Mascaro, J. and Bruppacher, R. Will Data Privacy Impact Health Research?, *Drug Information Journal*, 36:465-4809, 2002.

[44] National standards have been defi ned in the UK and were of a statutory nature from 1 May 2004 under the new UKECA (United Kingdom Ethics Committee Authority). UKECA will authorize, inspect and certify standards for all research ethics committees in the UK. See "MRC Ethics Series: Human Tissue and Biological Samples for Use in Research "(April 2001) at http://www.mrc.ac.uk. In the US, the Offi ce of Human Research Protection (OHRP) has issued a Guidance on Research Involving Coded Private Information or Biological Specimens (August 10, 2004) which deals with the anonymization of data(http://www.hhs.gov/ohrp/humansubjects/guidance/cdebiol.pdf).

2.知情同意

虽然获得知情同意是所有涉及人类临床研究的基石，但在有些情况下却可能无法做到或者不合适去做。这就提出了一个两难的问题：如果事先没有获得知情同意，试验是否是不道德的[45]？一些措施切实保证了这些例外情况的正当性，包括使用匿名组织样本、某些类型的流行病学研究和某些类型的调查研究（以避免产生有偏倚的结果）[46]。例如，观察性研究很少需要知情同意。若需要知情同意，即使能够做到，也是非常不切实际的。

为急诊患者（在救护车或医院急诊室内）进行药物临床试验就是这样一种情况，患者既无法提供知情同意，通常也没有合法授权的代表在场。这样的例子有许多，如急性心肌梗死、中风、败血症、突发性癫痫、意外创伤、酒精和药物中毒，都需要紧急治疗。现有的针对这种试验情况的指南要求 IEC 像往常一样事先批准试验方案，试验方案中应列入无法获得知情同意的详细理由，还包括如何尽快从受试者处获得同意以留在试验中，如果不可能，则从家庭成员或合法授权的代表那里获得同意等细节[47]。

进行临床研究的各相关方必须仔细考虑的一个问题是试验对象的"重新知情同意"的必要性。应在何种情况下采取何种方式，向已经同意参与的试验对象传达新的、重要的安全信息？必须考虑的情况包括仍在试验中的受试者、处于治疗后随访期的受试者和已完成试验的受试者。在决定研究者、IEC 和申办者的职责时，需要考虑几个因素。例如，患者退出试验后，应该在多长时间之内提供新的信息？是否取决于信息的性质？虽然第Ⅶ章涉及重新知情同意的某些方面，但这一主题的细节

---

[45] Dogal, L. Informed Consent in medical research: journals should not publish research in which patients have not given fully informed consent with three exceptions, *British Medical Journal*, 314: 1107–1111, 1997.

[46] Dawson, A. J. Commentary: Methodological reasons for not gaining prior informed consent are sometimes justified, British Medical Journal, 329:87, 2004.

[47] (1)Guidance 6 in International Ethical Guidelines for Biomedical Research Involving Human Subjects, CIOMS, Geneva, 2002. (2)Article 26 of the Declaration of Helsinki （Appendix 4, this report). (3)Code of Federal Regulations （US）, Title 21, Part 50, Subpart B, Section 50.24. Exception from informed consent requirements for emergency research.(4)See Chapter 14. Research and innovative treatment, in Medical Ethics Today. The BMA's handbook of ethics and law, Second Edition, British Medical Association, London, 2004.

被认为超出了本工作组的范围;然而,这一问题已成为制药公司内部和公司之间争论的焦点,必须加以解决。

3.临床试验结果的透明度

生物制药业和生物医学研究界面临的一个更复杂和更有争议的问题是,是否应将所有已完成的临床试验的结果提供给感兴趣的各方,如果是的话,应提供什么信息并且如何提供? ICH 指南 E6(GCP)规定,试验结果应以书面形式公布/发表,这应作为方案的一部分或另有单独协议约定。这要求将正面和负面的结果都提供给其他研究人员,以便分享在试验设计方面的经验教训。《赫尔辛基宣言》和CIOMS 伦理指南也提供了类似的指导。然而,批评人士指出,公司申办者对临床研究结果报道不足,尤其是很少发表"负面结果"(例如,缺乏疗效或疗效不足),或者仅以其他方式公开[48],据称这种做法会导致产生偏倚。另一个原因是,期刊不愿发表带有负面结果的研究报告。缺乏完整的数据不仅妨碍了独立研究者进行正确的 Meta 分析,而且还被认为剥夺了从业人员和公众为做出良好医疗决策所需要的信息。

医学出版界的一个合作团体(CONSORT)为提高论文质量、减少发表文章的偏见和透明化利益冲突提出了建议[49]。然而,许多发表的临床试验论文不符合他们的指导原则,而且显然大多数在报告不良事件方面都有缺陷[50]。包括期刊在内的各种团体[51]都提议建立一个专门的数据库,以包含所有研究的结果。许多人声称这样一个数据库的开发和使用是简单直接的,然而与之相反,我们认为它实际上是非常复杂的;必须仔细考虑细节,以避免由于向缺乏经验的人员提供大量未经过滤的数据

---

[48] Chalmers, I. Drug companies should be forced to publish all the results of clinical trials. How else can we know the truth about their products?, *New Scientist*, 6 March 2004, p. 19; Herxheimer, A. Open access to industry's clinically relevant data, *British Medical Journal*, 329:64–65, 2004.

[49] The Consolidated Standards of Reporting Trials Group(CONSORT) has developed a checklist and flow diagram for the reporting of randomized clinical trials(http://consortstatement.org). See Moher D, Schulz KF, Altman D, *et al*. The CONSORT Statement: Revised. Recommendations for improving the quality of reports of parallel-group randomized trials. *Journal of the American Medical Association*, 285:1987–1991,2001.

[50] Ioannidis, J. P. A. and Lau, J. Completeness of safety reporting in randomized trials –an evaluation of seven medical areas, *Journal of the American Medical Association*, 285:437–443, 2001.

[51] See Clinical Trial Registration: A Statement from the International Committee of Medical Journal Editors, *New Eng. J. of Med.*, 312:12, 2004.

而可能产生的意外后果。

CIOMS Ⅵ工作组对这一主题十分关切，并赞同所有临床研究（尤其是安全数据）的结果透明的概念；然而，就这一不断发展的主题提出具体的提案或建议是行不通的。尽管如此，我们仍然提出如下几点，希望有助于达成合乎逻辑和理性的解决办法。

（1）在全球化研发环境中，必须注意避免对建立临床研究结果总数据库进行单方面立法或提出其他要求；协调一致的努力是非常必要的。

（2）重要的是，所有各方都要了解临床试验结果数据库与登记进行中的临床试验的数据库之间的区别，后者对潜在患者及其医疗服务提供者具有参考意义。有证据表明，公众和许多记者都对这一差异感到困惑。

（3）人们对可能与研究设计和方法有关的专属信息存在着合理的关切；但是在没有公共卫生需要的情况下过早披露并不恰当。

（4）必须考虑独立的临床医生、学术机构、健康管理机构和公共机构进行大量的药物临床试验[52]。

（5）当对数据库的结构和内容做出决定时需要考虑许多参数：它是否应该包括批准前及批准后的研究？是否应该包括所有用于试验的方案？是否应该包括针对个例患者的全数据集？当一些试验研究报告的篇幅达数百页甚至数千页时，不用说对于患者，它们对于执业医生有多大的实用价值？应该只包括前瞻性试验的结果，还是应该同样涵盖观察性研究的结果？展现研究结果总结的最佳形式和重点是什么？

（6）谁来设计、创建和维护数据库？谁来付钱？

（7）如何安排公众查阅这些复杂的资料？如何让他们，甚至专业医疗工作者，来评估研究的质量并解释所提供的统计数据？

（8）当考察单个的研究报告而非将其放在一个完整的研究计划背景中时，可以搜集到多少有用的信息？

（9）药物监管机构可以（从制药公司）获得所有的临床研究结果，并利用他们的专业知识来评判这些结果的价值以及它们在产品信息（包括正式标签）上的应用。当许多专门机构向公众提供他们包含大量细节的有关上市申请数据的总结

---

[52] By one recent estimate, drug manufacturers sponsor only about one-third of drug trials in the US.

评述时，是否有必要创建新的或不同的系统[53]？是否有绕过或篡夺监管机构角色的风险？

(10)如果一个数据库是所有研究都需要的，这对期刊发表文章的同行评审过程有何影响？它是否损害了发表这些已公开结果的机会？

(11)关于未经批准的药物用途的研究结果，是否会导致超说明书用药的增加，并被作为这种用途的一种隐性(但非故意)的"推广"形式？

(12)至少有一个组织(Cochrane Central Registery of Clinical Trials)保持和维护着一个用于登记经过充分审查的试验的综合性登记平台/系统，这些试验均达到某些最低质量标准[54]。是否能从其经验和方法中吸取教训？

(13)当上市产品的官方产品信息(数据表)与在多项研究报告中发现的全部数据之间存在差异时，尽管这些差异完全可以理解，但制药公司可能会面临责任问题。

一些制药公司已采取措施，使其所有试验结果都可获知，有些通过自己的网站，另一些通过公共机构网站，如美国国立卫生研究院。美国制药业通过其专业协会制定了一项原则，让所有成员方自愿提供研究成果[55]。它还建立了一个中央数据库，以包含成员公司自 2002 年 10 月以来完成的假设检验试验（主要是Ⅲ期和Ⅳ期)的结果，无论是公布的还是未公布的[56]。EFPIA、IFPMA、JPMA 和 PhRMA 发布了"关于临床试验信息披露的行业联合声明"，承诺公布至少在一个国家销售的药物的所有临床试验(探索性除外)结果，并在声明文件发表之日(2005 年 1 月 6 日)[57]以

---

[53] The US FDA posts summaries of the medical reviews for new drug approvals on the drugs@FDA website: http://www.accessdata.fda.gov/scripts/cder/drugsatfda/index.cfm. For results of pediatric studies: www.fda/gov/cder/pediatric. Other sources for results of trials conducted in the US are: clinicaltrials.gov (service of the National Institutes of Health), cancer.gov (National Cancer Institute), centerwatch.com (industry and government sponsored trials) and trialscentral.org (web site of Brown University's Center for Clinical Trials and Evidence-Based Medicine covering worldwide trials). In Japan, the MHLW posts the results of studies in their summary basis of approval after a drug is approved; further details on individual studies can then be accessed from the companies on request. In the UK, there are at least two repositories of trial results: http://www.cancerhelp.org.uk/trials/trials/ and http://www.controlled-trials.com/mrct/

[54] See www.cochrane.org

[55] See Updated Principles For Conduct Of Clinical Trials And Communication Of Clinical Trial Results, PhRMA, June 2004(http://www.phrma.org/mediaroom/press/releases/30.06.2004.427.cfm).

[56] This Internet database is publicly available free(www.clinicalstudyresults.org).

[57] See www.ifpma.org

后完成。英国制药业协会(ABPI)赞助了一个临床试验数据库[58]。同样是在英国,英国医学杂志社也发布了"临床证据",可作为关于"有效的医疗保健的最佳可得证据"的国际来源,通过总结近 200 种疾病已经了解的和尚未了解的治疗和预防措施,以促进知情决策[59]。

一些领先的医学期刊已经宣布了一项倡议,要求在一篇论文在被接受发表之前需要已将该项试验在一个公共的登记平台进行注册[60]。

在一个有用且经过验证的系统能够广泛地记录临床试验结果之前,还需要进行更多的讨论和工作。

4.其他问题

另一个敏感问题涉及资源匮乏的发展中国家的临床试验。发展中国家"被忽视的疾病"和普遍存在的疾病如艾滋病、疟疾或其他热带疾病,出于对新治疗方法或旧方法新用的发展需要,因此必须在这些地区进行试验。已有关于在这些地区进行研究的伦理指南[61]。潜在的研究对象人群往往在社会上处于弱势地位且容易受到伤害,因此问题往往出现在试验结束后是否应继续向受试者提供研究药物;《赫尔辛基宣言》对这一问题做了一个重要的说明[62]。许多制药公司也都有一个程序来决定在什么情况下,以及如何继续实施这种治疗。这些地区有限的财政和基础设施资源对使用授权药物的选择也会产生影响。

在其他疑难的伦理和科学问题中,既难以回答也没有法规或指南规定的问题包括如下:在开展一项研究计划后,如果有另一种新的、明显更安全和(或)更有效的药物获得批准,而在进行的研究使用以前的标准疗法作为对照,此时申办者应该如何处理? 该战略很可能将取决于研发计划的进展(Ⅰ期,Ⅱ期,Ⅲ期)以及其他因素。申办者应谨慎地与相关的监管机构讨论这一情况。

---

[58] See http://www.cmrinteract.com/clintrial.

[59] See http://www.clinicalevidence.com

[60] *British Medical Journal*, 329:637–638, 2004.

[61] *International Ethical Guidelines for Biomedical Research Involving Human Subjects*, CIOMS, Geneva, 2002. See Guidelines 3, 10, 11, 20 and 21. Also, see http://europa.eu.int/comm./european_group_ethics/docs/avis17_complet.pdf

[62] The Declaration of Helsinki covers this issue under Paragraph 30. For the update (Tokyo 2004), see www.wma.net.

良好的药物警戒和风险管理实践：
在临床研发期间进行安全管理的系统方法

一、引言

尽管这份CIOMS报告的大部分内容集中在安全性监测、分析和报告的技术方面，但本工作组认为，重要的任务是首先为临床项目的药物警戒过程制定出总体框架。希望通过这样的框架，可以帮助申办者制定一个深入、系统、严谨的方法以保证临床试验受试者的安全。本章的目的是阐明这种方法的某些重要方面，或许在开始I期研究之前就应该考虑，并且应贯穿于整个临床项目。同时建议制定正式的风险管理计划。虽然本章倾向于大型制药公司的药物研发场景，但相关原则也可适用于其他情况。例如，在小型公司中，一人可能担任多个角色，而在较大的公司中，这些角色则可能由多人担任。此外，某些职能(如临床数据管理或临床专业技能)可由大型公司的内部部门负责，小型公司则可外包。同样，适用于制药公司申办者的原则，同样适用于临床试验的所有其他类型申办者。

无论何种情形，重要的是要确保有一个定义明确和结构良好的流程，使申办者能够很容易地识别、评估和使潜在的安全风险最小化，这些风险是相对于临床试验中受试者的潜在获益而言的。这一过程应在I期研究启动前即开始，并在药物或生物制剂通过批准后在一般人群中使用时继续进行。确立流程的过程中，重要的是事先考虑并确定组织中预期参与人员的角色和职责。

根据制药公司的业务流程和组织结构，应该制定一个正式计划，并根据临床项目的需要进行修改。在新的临床开发项目初始规划阶段，以收集必要的知识和信息为目标，从安全性的角度充分规划设计出最佳方案。这是创建出一个负责上述过程的团队的好时机，如果需要，还可拟定初步的风险管理计划。

与上市后阶段相比,很少有关于研发期间药物警戒过程的指导原则。

尽管"药物警戒"一词传统上与上市后活动有关,但 CIOMS Ⅵ 工作组建议将"药物警戒"一词用于上市前收集、管理和评估研发期间的安全信息的过程。同样,风险评估和风险最小化的概念(风险管理的组成部分),既适用于上市前也适用于上市后(有关术语的更多细节,请参见附录1)。

在 CIOMS Ⅵ 工作组开展工作的同时,也在制定适用于新获得许可/批准的产品上市后的药物警戒和风险管理活动的指导原则。其中包括 FDA[①]和 ICH E2E(药物警戒计划)[②]的一套指南性文件。这两方主要聚焦于建立一个文件,并在试验药物获批前提交给监管当局。该文件描述一旦试验药物被批准/授权和销售,公司应收集额外信息来发现未知信息,或为减少患者人群中的已知风险采取干预措施。这些指导文件互为补充,加强了主动对药物进行全生命周期安全性监测的重要性的认识。CIOMS Ⅵ 工作组认为,这种书面计划可能是在药物研发的最初阶段形成的自然产物。研发风险管理计划不建议使用任何特定的格式,因为它可能会随着情况的不同而变化,并且会随着研发的进展而发展。研发早期,对风险的考虑和处理风险的计划步骤将成为整个临床研发计划的一部分。由于对风险有了更好的理解,它们将作为研发核心安全信息的一部分列入研究者手册。在研发的后期阶段,该文件最终会演变为一个独立的风险管理计划(见第三节)。

二、系统方法的原则

1.初始阶段

考虑患者的安全是临床研发中最重要的第一步。作为一项原则问题,在研发过程中风险管理的开始时间应不晚于决定开始人类临床试验的时间。申办者决定继续研发一种药物,需要考虑广泛的因素包括但不限于安全性。然而,决定是否继续以及在何种条件下进行是安全的,应始终独立于其他因素,并且安全审查小组应参

---

① The FDA issued three guidance documents for industry in March 2005:(1)*Premarketing Risk Assessment* (http://www.fda.gov/cder/guidance/6357fnl.htm),(2)*Development and Use of Risk Minimization Action Plans*(http://www.fda.gov/cder/guidance/6358fnl.htm), 和 (3)*Good Pharmacovigilance Practices and Pharmacoepidemiologic Assessment* (http://www.fda.gov/cder/guidance/6359OCC.htm).

② ICH Guideline E2E: *Pharmacovigilance Planning*, Step 4 as of November 2004 (http://www.ich.org).

与该决策。对于新的化学物质,将根据非临床安全数据和与其密切相关的化合物的信息做出有关安全性的决定,因此需要仔细地听取有资质的毒理学家的评估和建议,并在早期临床试验期间对安全性监测进行仔细和慎重的规划。

2.建立流程

建立一个系统的方法来识别和管理药物研发过程中的风险,第一步是创建一个流程来定义它将如何:

- 确保定期和及时地审查和评估所有可用的安全信息来识别潜在的风险。
- 定义明确的角色和职责。
- 确保及时有效地做出决策,将受试者的风险降到最低。
- 确保随不同方案和研究地点风险最小化措施的执行是一致的。
- 实现对批准后预期目标人群的预测,以便能够设计和实施适当的上市后药物警戒和风险最小化措施。

申办者应该建立标准的操作流程,设定流程的框架。这个框架适用于所有研发项目,但该流程也应当具有足够的灵活性,以满足不可避免的药物多样性的需求,以及与药物相关的广泛的安全性问题。在某些情况下,可以用药物特定的程序来补充标准操作程序。

3.建立多学科的安全管理团队(SMT)

该流程应明确规定一个多学科安全管理团队的组成和章程,该团队将负责及时审查、评估和评价收到的安全数据。其核心团队应该包括来自在药物研发和上市后监测中发挥作用的每个职能部门的代表。其他成员,例如流行病学家、临床药理学家、毒理学家、化学家、生物统计学家、注册专家应根据问题定期或专门出席。应明确定义团队以及团队中的每个人的职位和职责。团队的每一个成员都必须对提出的问题负责,特别是来源于各自学科的问题。同时应赋予该团队充分的权利,以实现在临床试验风险最小化的同时使受试者的利益最大化,预测药物一经上市后的使用情况等。考虑并决定是否更新 IB、DCSI、CCSI 和(或)知情同意、修改或增加新的监测流程、实施方案修订或向研究者、IEC 和监管机构发起及时沟通的需要。在适用时,对于已在一个或多个国家销售的药物,还应考虑何时以及如何通知处方者和患者。

此团队的组成将根据一些因素而变化,比如:

- 公司的结构和规模

- 化合物的研发阶段
- 正在研发的化合物类型
  - 首创新药
  - 公司内部产品的后续化合物
  - 延伸药物

尽管取决于药物、项目的大小和复杂性,但以下是如何组成和运行这样一个团队的示例:

- 全球项目/产品医师对项目负有全面的医学方面的责任,包括评估药物的获益-风险情况。
- 全球安全医师有责任识别和评估与药物相关的风险。
- 全球注册总监/经理负责就监管法规、政策向团队提供建议。
- 项目经理,尤其是专门负责跟踪和处理团队决策的角色,应确保适当地跟进和完成分配的任务。
- 必要时需要其他学科参与。

多学科 SMT 的负责人负责创建计划并确保其合理性,并确保计划得到实施。起草计划的责任应由小组所有成员分担。

必要时,SMT 将与合适的工作人员(例如,流行病学家和毒理学家)合作,对确定的风险进行定量评估,对研发中的药物安全特征进行描述、信号识别,并确定安全特征的更新。

全球注册事务总监或经理负责确保在必要时, 或在全球项目团队确定计划应为申请的基本要素时,将其包含在向监管机构提交的申请中(例如,新药申请或上市许可申请)。

当内部资源有限时,例如较小的公司或发展中国家的申办者,其团队可能较小,个人可能会发挥多种职能。在这些情况下,可以更多地考虑让外部专家参与或建立一个外部的 DSMB,其作用比一项具体的研究更广泛(有关数据安全管理委员会的角色的详细讨论,请参阅附录 5)。

当涉及许可合作伙伴时,应预先确定联合安全性管理程序,包括明确各公司的角色和职责,并规定交换和联合审查数据的时间表。理想情况下,这些条款应该是最初合同的一部分,或者至少应该包含在关于安全事项的后续协议中。

4.建立项目管理职能

一致性、系统性方法得以成功实施的关键是建立机制,并通过该机制进行会议安排、建立问题和时间表的追踪记录，并跟踪确保行动完成。CIOMS Ⅵ工作组建议建立一个项目管理职能来管理这些任务，记录所有决策，并确保遵守内部程序。

5.确定背景资料

尽管在临床研究早期，通常不会有充足的数据供团队审阅，但既便如此，团队应该在此阶段开始形成对目标人群的认识。请流行病学家描述相关疾病的自然病程有助于确定试验终点，特别是Ⅲ期研究，并预测那些在背景人群中可以观察到的特别关注的重要不良事件（如严重、重度、频繁或具有其他临床重要意义）。综合该疾病的自然史和相关风险，以及现有替代疗法的获益和风险，使研发阶段成为考虑目标获益与风险概况的好时机。有关更多细节，请参见本章第四节。

6.确保数据的可及性

成功实施的另一个关键是保证所有相关数据的可及性。来自临床试验和安全数据库，以及其他来源如临床前毒理学部门（如致癌性、发育和生殖毒理学）、体外诱变研究、药物代谢动力学和药物相互作用研究的安全数据及其他相关数据，必须可以随时地提供给安全团队使用。其中关键的环节是，确定由谁负责检出数据，并以核心小组便于评价的格式进行数据的呈现。如果数据管理是由其他方处理的，如合同研究组织（CRO），申办者必须在合同中规定及时获得准确数据的机制。

7.制定主动监测的途径

建议在研发早期阶段，开始制定风险评估和风险最小化计划的相关内容。如果有特别值得关注的不良事件，如基于治疗或药学知识、动物毒理学研究或已知的作用机制，则应考虑特别监测程序[③]。如果认为有的人群具有潜在高风险，则应制定计

---

③ The CIOMS VI Working Group considers the term "known risk" to refer to a risk that has been observed and is reasonably established for the investigational product itself; the term "anticipated risk" to refer to a risk that has not yet been observed or established for the product but is expected to occur based on knowledge of the class of drugs; and the term "potential risk" to refer to a risk that has not yet been observed in humans for the investigational product itself or for other drugs in the class but for which there is reason to suspect it might occur, based on animal toxicology studies or the known pharmacologic properties. In other contexts（e.g., ICH E2E）, what we refer to as anticipated risks are usually placed in the potential risk category.

划,通过排除或特殊研究来处理该风险。研发计划的规模、组成和性质在很大程度上
取决于预期的或潜在的安全性问题。因此,尽早确定这些问题至关重要,能够确保该
方案的适用性。例如,如果预测有一个特殊人群的风险很高,但这种风险特征尚未明
确,则可能需要计划对该群体进行特别研究,或确保他们在关键试验中有适当的代
表性。如果药物代谢研究表明药物有相互作用的倾向,那么须着重了解目标人群使
用可能引起关注的相关伴随治疗的可能性,并据此制定计划,这是非常重要的。ICH
指南 E1④提供了用于非危及生命疾病慢性用药的安全数据库的大小的参考。FDA
关于上市前的风险评估的行业指南草案包括了其他需要考虑的因素,比如长期监测
的安全性研究的价值、临床试验人群的多样性、探索剂量效应(见脚注①)。参见第Ⅴ
章关于安全审查过程的讨论。

8.建立时间表和里程碑

研发过程中的安全性监测应被视为一个密集的连续过程,特别是在对于风险
知之甚少的Ⅰ期和Ⅱ期试验阶段。流程中应该设置一个多学科 SMT,以固定的频
率定期审查安全数据。CIOMS Ⅵ工作组建议以季度为周期审查安全数据。在某些
情况下,更频繁的审查也是必要的,特别是在研发初期,对风险或获益知之甚少,
或者出现了特定的问题。另一方面,频率低一些的安全性审核可能会更适合那些
安全性特征已明确的已上市产品的研发项目, 或者是获取数据非常慢的临床试
验。无论审查的周期如何,重要的是将审查的时间与获批前定期报告的时间相协
调,例如 IND 年度报告或研发期间安全性更新报告(详细讨论见第Ⅶ章)。如果是
已获批产品,在可行时还应与 PSUE 协调审查时间。同样重要的是,应将审查时间
同诸如Ⅱ期试验结束、关键试验完成或编写完整的安全性摘要总结等里程碑事件
协调起来。

CIOMS Ⅵ工作组建议各申办者建立一个多学科 SMT, 定期审查所有安全信
息,以便及时做出安全性决策。还建议,这些审查通常在临床试验期间应至少每季
度进行一次,并与获批前和获批后的定期报告(如适用)协调。季度和特别安全审查
应考虑在研产品的总体安全概况、对 IB/DCSI 进行更改的必要性,并确定是否需要
考虑对试验进行任何更改。

---

④ ICH E1: *The Extent of Population Exposure to Assess Clinical Safety for Drugs Intended for
Long-Term Treatment of Non-Life-Threatening Conditions*, Step 5 as of October 1994(http://www.ich.
org).

9.决策

安全审查的重点应放在查明问题、确定其影响、应采取何种行动,以及监测和评价这些行动的结果上。每一次安全评审会议都应明确是否有需要密切关注的新问题,或已确定问题的任何新进展。对于任何持续发现的潜在风险,应从 DCSI,知情同意,与研究者、IEC 或监管机构的沟通,对监测程序的任何更改、对研究方案或 IB 的修订,或对总体研发计划本身的影响等方面开展评估。

10.咨询机构

当出现重大问题时,SMT 应该有可以随时咨询的顾问团队。顾问可能以试验或项目的内部安全委员会、特定问题的外部顾问或咨询委员会,或独立监测委员会的形式出现。

某些情况下,SMT 可能从更高级别的内部审查中获益,确保更高级别的管理层认识到这个问题,在做出对整体临床研发项目可能产生重大影响的决定时获得支持,并确保全球范围内沟通的及时性和内容的一致性。因此,可以考虑设立一个内部高级安全委员会,由管理人员组成,且具备从科学、医疗和法规角度管理安全问题的专业知识。这通常是一个独立的委员会,负责审查和回答特定产品 SMT 提出的问题。这个高级安全委员会将提供科学建议,考虑对整个研发计划的影响,并通过与其他部门的联系加快决策及相应的行动。因为在这些部门中,保持及时性和各区域之间的一致性至关重要。

如果无法得到内部支持,可能需要在出现问题时临时征求外部专家的意见。专家顾问或顾问小组可就发现问题的重要性提供意见,为诊断或筛查测试的有用性和解释提出建议,制定停止研究药物的决策规则,并为其他风险最小化措施提供意见。在需要不断审查累积数据的情况下,专家咨询小组的作用明显。咨询小组还可根据新出现的产品概况,就与护理标准和其他相关的可用治疗方法,而对方案产生的影响提供全面建议。

在某些情况下,可以建立 DSMB。尽管 DSMB 通常负责特定的试验,重要的是确保它们能够获得试验的一切信息,以及其他可能对其监测安全性的作用产生影响的信息。在特殊情况下,可以考虑建立一个 DSMB 来监查整个项目的安全性,而不是只针对一个或多个试验。例如,如果一种新的肿瘤药物正在进行多个以生存为终点指标、涉及多个瘤种的临床试验,那么建立一个 DSMB 来监测所有试验的安全性是合理的。

三、研发期间风险管理计划(DRMP)的组成

CIOMS Ⅵ工作组充分了解各制药公司以及许多已经参与药物研发的委员会、工作组所面临的繁重工作量和压力，因此不会轻易做出制定额外计划和流程的建议。然而，高质量的药物警戒是任何临床项目的基本组成部分。如前所述的系统性方法的目的是创建一个正式的研发期间风险管理计划(DRMP)。该计划针对的是特定的化合物，也是整体临床研发计划的一个组成部分。它应该包括已知、预期或潜在风险的早期信息，以及在研发过程中解决这些风险的计划，并且在适当的情况下，DRMP最终将演变为上市后风险管理计划，与注册申请一起提交。

DRMP 并不是一份法律或法规文件，而是一份研发过程中安全性监测指南。但必须承认的是，这些文件可能面临法律取证，因此，在这一进程中应考虑两项工作。首先，公司法务部门应确保文件使用适当的语言，声明其为一个工作文件。其次，公司应确保包括项目管理在内的流程到位，以确保行动计划得到贯彻执行。该计划不应成为推测、理论解释或潜在行动计划。任何写在文件中的行动都应予以执行。从有效性和安全性角度来说，DRMP 至少应包括以下部分，其中大部分的内容都已经包含在研发计划中。

1.简介和目标

2.预期的产品特征

- 适应证
- 适应人群
- 对新产品的期望(预防–对症治疗–治愈)和相关的风险耐受阈值(参见第Ⅴ章)
- 与现有疗法相比，预期的获益和(或)风险优势(如有)

3.流行病学(详见后文第四节)

- 疾病定义及诊断标准
- 疾病的自然病程，包括可能的伴随疾病和合并用药
- 疾病负担的量化(发病率、流行率、患病率、死亡率、确诊患者百分比)
- 对特殊人群的考虑，如：

- 儿童(ICH 指南 E11)
- 老人(ICH 指南 E7)
- 种族(ICH 指南 E5)
- 育龄、怀孕妇女⑤
- 器官受损患者(如肝肾功能下降)

4.非临床安全经验⑥

- 药代动力学/药效学
- 急性和慢性毒性
- 发育与生殖毒性
- 致突变性和致癌性
- 体内和体外药物相互作用
- 特殊安全药理学研究(如心脏传导、神经毒性)

5.临床安全经验(见脚注⑥)

- 临床药理学
  - 吸收、分布、代谢、排泄(ADMW)
  - 药物相互作用
  - 剂量和剂量效应信息
  - 疗效
  - 安全性
  - 同类产品安全性特征
  - 新产品安全特征
  - 迄今为止的暴露量

---

⑤ The Committee for Human Medicinal Products(CHMP) in the EU issued(June 2004) a draft Note for Guidance on the Exposure to Medicinal Products During Pregnancy: Need for Post-authorization Data(www.emea.eu.int/pdfs/human/phvwp/188904en.pdf; document EMEA/CHMP/1889/04/Consultation). Comments to the CHMP were due in December 2004. Although focused on the post-authorization period, this document, still draft as of this writing, would be useful to consult regarding data requirements and other considerations.

⑥ The non-clinical and clinical sections should be consistent with the IB/ DCSI(see Chapter 7), but may include more. For example, there may be a discussion of an evolving, but still uncertain, safety issue that has not yet reached the threshold for inclusion in the DCSI or IB.

　　– 对不良事件的评估,包括频率

　　– 人口学群体和特殊人群的安全

　　– 对人体不同系统的影响

● 新产品的获益–风险特征

6.识别和评估已知或预期的风险

● 已知或预期的不良事件如果需要采取特别措施，可能需要对其特别注意。例如,如果有消化道出血的可能性,对临床大量出血的定义将十分重要,这些事件应立即报告给申办者,即使从监管角度讲并未被认为是严重不良事件(此类事件可被视为一个特别关注事件)。同样重要的是,确保知情同意文件包括患者应注意的早期体征和症状,以便尽早发现出血。还可考虑为特别关注的不良事件制定编码准则。

● 也可能存在明显的化合物特异性或已知的治疗类特异性问题，如药物–药物、食物–药物或疾病–药物相互作用。对于生物制品,免疫原性问题应始终予以关注。也有一些特殊人群,如育龄妇女、儿童患者、老年患者或肝肾功能不全的患者,应始终予以关注。具体问题和特殊人群描述如下。

7.识别和评估潜在的新风险

● 在构建一种系统性的方法来管理研发期间的安全性时,可以确定一些应该始终"在雷达屏幕上"的特定问题,如 QT 延长、肝毒性和滥用的可能性(见后文第五节)。

● 潜在的高风险人群或环境。

● 在临床试验治疗期间或药物获得批准/许可后在一般使用过程中可能出现的用药错误。

● 产品上市后超说明书用药的可能性。

8.评估和降低风险的行动和(或)计划

应对常规、复合以及方案特异性步骤进行规定,包括需要监测的数据和进行安全审查的时限。

当识别具体的信号或问题时，应制定行动计划,说明即将进行、方便评估和(或)控制风险的具体活动。针对每个问题的行动计划通常包括进一步评估(风险评估)的计划,或减少患者风险(风险最小化)的计划。所采取的行动可以是相对简单的,例如,试验进行期间开展监测,也可以是相对复杂的,例如制定一种特殊的数据收集形式或进行一项有针对性的研究。从实际的角度来看,这个行动列表通常包括由团队制定的针对特定药物的行动, 但也可能包括公司用于所有药物的标准行动列表。行动示例包括:

- 继续进行常规监测
- 与研究者、患者、IEC/IRB、DSMB、监管机构的沟通
- 方案修正
  - 具体监测和研究
  - 患者群体的改变(纳入和排除标准)
  - 改变剂量或给药方案
- 增加研究
- 暂停一个项目中的一个或多个临床试验
- 终止一个项目中的一个或多个临床试验
- 终止项目

四、流行病学的作用

人们对流行病学在药物研发计划过程中的重要性有着广泛而长期的认识。流行病学不仅可以确定疾病的自然史和治疗负担,而且可以预测并发症的重要混杂因素和背景发病率[⑦]。在规划安全数据库的规模和人口统计数据,以及在评估仍处于盲法研究的病例报告和病例系列时,必须考虑所有这些因素。

1.患者人数、疾病自然史、并发症和不良事件的背景发生率

所治疗疾病的流行病学是任何临床研发计划的重要组成部分。发病率和患病率将决定目标人群的规模。对于预防性治疗, 识别高危人群可以帮助确定研究人群,从而通过减少可显效的患者人数,以降低成本。

除了帮助设计试验以显示疗效外,了解该病的流行病学和自然史对于将潜在的安全问题纳入适当的研究背景也很重要。与一般人群相比,研究人群的某一特定事件的发生率"高于预期",但与疾病目标人群的背景发生率相比,这个观察结果实

---

⑦ Guess H.A., Stephenson W..P., Sacks S.T., and Gardner J.S.. Beyond pharmacoepidemiology: The larger role of epidemiology in drug development, *Journal of Clinical Epidemiology*, 41: 995–996, 1989.

际上可能处于预料之中。例如,类风湿关节炎(RA)患者的淋巴瘤发病率是一般人群的2~4倍或更高,且与治疗无关⑧。了解这一点有助于正确看待 RA 临床试验中淋巴瘤的报告。

了解疾病的自然史对于预测某些高风险情况非常重要,例如,患者更有可能同时出现肾功能不全或肝功能不全。尽管将特殊人群和高危患者排除在外可能会使临床试验获得更大成功的机会,但如果他们可在药物批准后接受治疗,对其进行研究同样重要。同样,如果有特定的药物或药物类别可能在临床实践中同时使用,则应考虑药物相互作用的可能性,并酌情制定单独的临床药理学研究计划。

2.背景发生率的数据来源

对人群背景事件发生率的了解是评估任何潜在临床试验安全信号（包括汇总分析结果)的基本组成部分。获取适当背景信息的方法将根据不良事件、患者人群和研究地点而有所不同。对于每一种新化合物来说,众多的数据来源并不都是相关的或必需的。如果申办者对相同或相似的人群有相关的经验,对他们的内部历史数据进行回顾可能会对新药物的潜在问题提供参考。如果相关的临床项目足够大,汇集安慰剂患者可以提供与预期临床试验人群最具相关性的一些不良事件的背景发生率。历史临床试验的适用性将取决于纳入或排除标准的相似性,以及伴随治疗的可用性和用途的可能变化。

如果公司或组织没有直接经验,文献可能是获取背景发病率的良好来源。仔细考虑文献中的发病率和死亡率对临床试验人群的适用性很重要。反过来说,尽早认识到将发病率从临床试验外推到更广泛的目标人群的局限性也很重要。

对来自外部流行病学数据库的数据进行分析也是恰当的做法。这类数据有许多来源,其大小、完整性和医学特征各不相同。几个相对较大的数据库来自北美人口,包括美国的州医疗补助数据库(如加利福尼亚州、俄亥俄州和田纳西州)、美国其他大型数据库(来自健康维护组织和退伍军人管理局),以及加拿大萨斯喀彻温省健康计划数据库。欧洲也有一些数据库,其中最著名的是英国的综合医疗研究数据库(GPRD)。欧洲其他较小的数据库包括荷兰的 PHARMO 记录链接系统、苏格兰的 MEMO 数据库和最近在西班牙建立的数据库。附录 9 为 ISPE 成员正在进行的

---

⑧ Baecklund E., Askling J., Rosenquist R., *et al*. Rheumatoid arthritis and malignant lymphomas, *Current Opinion in Rheumatology*, 16:254–61, 2004.

编译中可用数据库的列表⑨。北美和其他地区一些数据库的详细信息也可以在DGI Inc.维护的网站上找到⑩。

其他潜在的数据来源是针对特殊疾病的登记,如骨髓和肝移植登记⑪⑫⑬⑭。艾滋病就是这样的一个例子,随着新药物的出现,登记册在跟踪不断发展的背景不良事件概况方面发挥了重要作用,这些不良事件可以改变该类疾病的自然史。瑞典有全国性的登记机构,如癌症和出生缺陷登记机构,这些机构可以与全国死亡指数挂钩⑮。

英国的处方事件监测(PEM)项目⑯对于调查某些与安全性相关的问题具有一定价值。虽然 PEM 记录的是上市药物-特定事件的发生率,但这些数据可用于估计类似人群的预期事件发生率。自发报告系统数据库,如美国 FDA 的公开数据库FAERS,MHRA 的 ADROIT 数据库,世界卫生组织(WHO)药物不良反应数据库(乌普萨拉,瑞典)可以提供类似药物已经报道过的不良反应类型。然而,它们对于确定背景发病率却毫无用处。分母的缺乏、数据可用性的延迟、数据的稀疏性以及不同程度的少报,是限制这些信息可用性的一些因素。

3.获益-风险方面的考虑

流行病学家可以做出的重要贡献包括遵循文献和评估新发表的研究的适用性,这些研究可能导致当前治疗的实际或可认识到的获益和风险发生变化。例如,绝经后激素疗法除了减轻症状外,还被认为可以预防心血管疾病和骨质疏松症。因

---

⑨ The International Society for Pharmacoepidemiology (ISPE) Database Resource Document is an ongoing project aimed at compiling a list of available databases that might be considered for the conduct of pharmacoepidemiology studies. The databases listed (see Appendix 9) have been supplied by ISPE members. The list is posted for informational purposes only. It is not intended to be comprehensive. Inclusion on the list is not an endorsement by the Society, nor does the Society make any comments about size, validity, or other characteristics or qualities of a specific database (see http://www.pharmacoepi.org/resources/summary_databases.pdf).

⑩ See http://www.dgiinc.org

⑪ Center for International Blood and Marrow Transplant Research (CIBMTR); see http://www.ibmtr.org

⑫ European Liver Transplant Registry; see http://www.eltr.org

⑬ Nordic Liver Transplant Registry; see http://www.scandiatransplant.org/liver01/liver01.htm

⑭ US Transplant - Scientific Registry of Transplant Recipients; see http://www.ustransplant.org/liver_primer.php

⑮ See http://www.sos.se/epc/epid

⑯ See http://www.dsru.org/pem2002.htm

此,罕见的严重不良反应最初被认为是可以接受的,因为总体获益-风险是非常有利的。随着"妇女健康倡议"部分大型随机临床试验后续数据的获得[17][18],人们对该疗法的获益和风险的认识发生了重大变化,在某些情况下,风险可能大于益处。今后这类或类似药物的研发风险管理计划必须将这些新的认知考虑在内。

五、应始终考虑的具体问题

在计划研发任何几乎全新的药物时,都应该首先明确考虑某些毒性,包括:

1.心脏电生理学

药物诱导的心脏复极延长[在体表心电图以 QT 或 QTc 间期表示(例如,按心率校正的 QT 间期)]和随后发生的危及生命的尖端扭转型室性心律失常,已导致数种药物上市后撤市,另有药物在临床阶段终止。由于 QT 间期延长被认为会增加尖端扭转型室性心律失常和(或)猝死的风险,因此监管部门对研发期间药物对 QT/QTc 的影响给予了相当大的关注。ICH 内部正在制定的指南反映了对新药临床前[19]和临床研发[20]中 QT/QTc 相关资料的共同观点和要求。对于那些显著延长 QT/QTc 的药物,除非它们在危及生命的情况下具有独特的治疗作用,否则难以取得上市许可。

2.肝毒性

肝毒性被认为是一种应该在上市前对所有新化合物进行评估的风险。与心脏传导类似,肝毒性的发生导致一些药物上市后撤市。鉴于该事件的发生率和影响,以及临床前数据无法明确预测或定义风险,肝毒性应被视为所有研发期间药物警戒/临

[17] Writing Group for the Women's Health Initiative Investigators. Risks and benefits of estrogen plus progestin in healthy postmenopausal women: principal results from the Women's Health Initiative randomized controlled trial, *Journal of the American Medical Association*, 288:321–333, 2002.

[18] Women's Health Initiative Steering Committee. Effects of conjugated equine estrogen in postmenopausal women with hysterectomy: the Women's Health Initiative randomized controlled trial, ibid., 291:1701–1712,2004.

[19] ICH Guideline S7B, The Non-clinical Evaluation of the Potential for Delayed Ventricular Repolarization, Step 3 as of June 2004. See http://www.ich.org.

[20] ICH E14. The Clinical Evaluation of QT/QTc Interval Prolongation and Proarrhythmic Potential for Non-Antiarrhythmic Drugs, Step 3 as of June 2004. (QT interval prolongation by human pharmaceuticals). See http://www.ich.org.

床开发计划中的一个潜在问题。目前正在进行若干尝试制定指南,以便更好地利用临床前模型确定潜在的肝毒性,并提高临床监测的敏感性和特异性。关于潜在肝毒性研究的最新监管指南已发表在一篇 FDA 的讨论文件中[21]。

3.药物–药物和食物–药物相互作用

根据对药物代谢、作用机制和伴随治疗的了解,应始终考虑药物–药物相互作用的可能性。根据情况,在计划的关键临床试验中分析与伴随治疗有关的不良事件就可能足够了;或者有必要进行有针对性的研究。许多问题是仍然存在的,包括体外试验的可预测性,健康志愿者的相互作用研究与患者的相关性,以及经典药理学研究无法预测的潜在药效学相互作用。食物与药物的相互作用也具有潜在的重要性(例如,葡萄柚汁对几种药物代谢动力学的影响);应在化学和药理方面相同或相关的药物使用经验中寻求可用信息。

4.免疫原性

评估潜在免疫原性仍然是一个重要的问题。形成抗体可能是一个罕见的事件,要么是没有观察到,要么是在多数临床项目中由于相对较短的暴露而被低估。特别是在生物制剂的研发中,应制定评估和监测潜在免疫原性的计划。特别重要的是要考虑诸如配方、稳定性、储存条件和生产过程中的变化等因素,这些因素可能会改变生物分子的三级结构,从而可能诱发抗体。最后,要考虑中和抗体或其他类型的抗体的潜在影响,例如,最近发现的一些促红细胞生成素药物引起单纯红细胞再生障碍性贫血[22]。

5.骨髓毒性

粒细胞缺乏症和再生障碍性贫血已被确定为潜在的药物治疗不良反应。由于缺乏可靠的动物模型和体外模型,因此很难早期发现这些潜在的不良反应。粒细胞缺乏症在普通人群中的年发病率为每百万人 5~10 人,而再生障碍性贫血更为罕见

㉑ FDA White Paper. CDER–PhRMA–AASLD Conference 2000 on Drug–Induced Liver Injury: a National and Global Problem, November 2000. See http://www.fda.gov/cder/livertox.

㉒ Bennett C.L., Luminari S., Nissenson A.R., et al. Pure Red–Cell Aplasia and Epoetin Therapy, New Engl. J. of Med., 351: 1403–8, 2004.

(在普通人群中年发病率为每百万人 2~5 人)[23]。这些反应不太可能在药物被大量人群使用之前观察到,因此,要解释其意义,需要了解接触该药物的人群以及类似未暴露于该药物人群的背景发病率。

6.潜在的活性代谢物质的形成和超敏反应

活性代谢物质可能与基因毒性和超敏/特异性反应有关,如严重的皮肤不良反应、肝毒性或骨髓毒性。在药物研发的最初阶段,应考虑确定怀疑与毒性有关的化学结构。结构中如有"警觉结构"存在,应与毒理学家进行讨论,以评估警觉结构的意义和相关性,并为是否进一步开发该化合物给出明确的理由。

六、结论

本章的观点和建议旨在为管理和评估安全信息的复杂过程提供指导,以尽量降低临床试验受试者在临床研发过程中的风险。同时,旨在确保在上市前获得并评估尽可能多的安全信息,以优化获益和降低未来对患者的风险。在理想的情况下,确保在研发过程中实施对安全信息进行系统化管理的程序,以及使用研发风险管理计划来跟踪过程中的进展和行动, 将更有效识别、评估风险和实现风险的最小化。这将大大有助于保护自愿参加临床试验的志愿者/受试者,以及未来该药上市后使用该药的患者。此外,它们应作为一个基础,界定那些需要在"真实"世界中进行进一步评价或需要采取具体行动以尽量减少风险的问题。因此,研发风险管理计划可作为制定上市后药物警戒和风险最小化计划的基础,被纳入新药的上市许可申请文件。

---

[23] Kaufmann D., Kelly K.B., et al. The Drug Etiology of Agranulocytosis and Aplastic Anemia, Oxford University Press, London 1991.

IV

临床试验中安全数据的收集和管理

一、引言

在药物临床研发过程中,通过使用病例报告表(CRF)、严重不良事件报告表和实验室报告等工具收集安全数据。收集的方式可以是纸质、电子文件或电话形式。临床试验期间使用的数据收集方法是安全性监测过程中的重要组成部分,研究者、申办者、监管机构和患者应加以关注。

收集的数据元素必须保证其准确性, 以便于对个例病例报告进行适当的医学评价,并对汇总性数据进行分析[1][2]。决定收集何种安全数据以及何时收集安全数据时,应仔细考虑在研化合物的潜在需求和关注点[3][4]。为了全面收集信息,申办者收集的数据通常多于分析所实际需要的数据[5]。这可能会给研究者和申办者带来不必要的负担,分散他们在研究实施和监查中对更重要事情的精力。我们应该把目标放在仅采集那些预期需要分析和评估的数据上来。然而,与Ⅳ期研究相比,Ⅰ~Ⅲ期研

① Morse, M.A., Califf, R.M., and Sugerman, J. Monitoring and ensuring safety during clinical research, *Journal of the American Medical Association*, 285:1201–1205,2001.

② Moody, L. E. and McMillan, S. Maintaining data integrity in randomized clinical trials, Nursing Research, 51(2):129–33,2002.

③ Enas, G. G. and Goldstein, D. J. Defining, monitoring and combining safety information in clinical trials, *Statistics in Medicine*, May 15–30,1995.

④ Ioannidis, J. P. A. and Lau, J. Completeness of safety reporting in randomized trials, *Journal of the American Medical Association*, 285:437–443,2001.

⑤ Salsburg, D. Deming Principles Applied to Processing Data from Case Report Forms, *Drug Information Journal*, (36): 135–141,2002.

究期间收集比较广泛的安全数据是合理的,对于Ⅳ期研究,特别是对于具有明确安全性特征的化合物,收集非严重不良事件和过量的实验室数据,对药物的现有知识可能并没有多大价值。

虽然,目前有药物临床试验质量管理规范(ICH 指南 E6)这一全球质量标准,但为达到安全监测目的所收集数据的类型的详细标准仍然缺乏。ICH 指南 E2A(临床安全性数据的管理:快速报告的定义和标准)确实规定了将关键数据元素列入药物非预期严重不良反应的快速报告中,ICH 指南 E2B 规定了以电子文件形式向监管机构提交的个例不良反应快速报告的数据元素和规范要求, 这些标准却没有具体规定进行临床试验时可能需要的所有安全数据。研究方案应该是定义研究实施方法最重要的工具,但在安全数据监测和收集方面并不总是具体和完整的。所以有必要为方案的安全部分建立标准模板,并且根据需要对其进行修正或补充。

申办者的研究监查人员[例如,临床监查员(CRA)]对于确保研究中心准确和恰当地报告不良事件有着重要影响。在其职责中,CRA 必须评估安全信息的完整性和准确性,识别遗漏之处,并及时将适当的安全性报告提请药物警戒部门注意。已有一份认可 CRA 角色的评估报告公开发表[⑥]。

尽管本章和其他章节主要内容在于新产品研发,即Ⅰ~Ⅲ期试验,但是不应低估Ⅳ期研究在获知产品安全性特征方面的作用。Ⅳ期试验通常不同于大型上市后监测(PMS)和观察性研究,但可以作为监管机构批准药物上市所需承诺的条件之一(上市后研究的要求)。Ⅳ期研究在扩充临床试验数据库方面有着重要的作用,尽管在此期间的安全性监测可能不需要与Ⅰ~Ⅲ期临床试验有相同的强度,但在此处介绍的原则和思路仍然适用。

Ⅳ期研究模拟临床实践(反映药物常规给药),并纳入大量患者(无论是否为对照研究),可能需要进行常规的、一般的安全性监测。而对于临近批准的研究(在接近完成注册研究时开始,通常称为Ⅲb 期),更加严格的安全性监测至关重要,其参数与Ⅲ期临床试验的参数相似。对于需要探讨的安全性问题,在某些情况下需要予以特别关注。这也适用于孤儿药的上市后研究,尽管其主要目的可能是对疗效的进一步评估,但由于被批准前患者暴露数量有限,安全性监测也是一个关键步骤。类

---

⑥ Nylen, R. A. The Impact and Responsibilities of the Clinical Research Associate(CRA) on the Accuracy of Adverse Event Reporting, *Regulatory Affairs Focus*, p.16–20, April 2000.

似的这些额外考虑因素⑦也同样适用于疫苗和加速审批的药物（例如，抗艾滋病毒药物和抗肿瘤药物）。

在明确诊断时，对于体征和症状的收集、何种数据要素需要收集、何时开始和结束收集、怎样及时向申办者报告安全数据，以及研究者应如何进行因果关系评估，申办者对研究中心的要求有所不同。有关各申办者之间在数据收集方面的差异，请参见附录3中调查结果的第3项至第8项。不同申办者要求的安全数据术语、定义和收集方法不同，可能导致研究者产生困惑，效率降低。其中最重要但却很少被提及的问题之一，就是在访视期间或其他时间，研究者及其工作人员与患者如何发起关于在此期间发生的安全性问题的讨论。

收集和处理安全数据的一致性会有助于提高临床试验实施的效率。这会保证分析的数据更加可信，并且使研究者、申办者和监管机构将更多的时间集中到数据审核上，从而促进临床试验患者/受试者以及未来可能从治疗中获益的患者的健康和福祉。

本章的以下部分讨论了解决这些问题的各种方法，涉及谁负责收集数据、应收集什么数据、怎样收集数据、何时收集数据，以及安全数据管理注意事项。

二、谁来收集

在临床试验中，收集的数据来源于患者/受试者或其监护人、护理人员。但通常是研究中心（研究者及其工作人员）负责收集患者数据，正确记录信息，并最终向申办者报告。尽管患者可能有日志记录或其他电子格式数据收集，但我们主要关注的是从研究中心收集的数据。研究者有责任确保所收集患者的数据的准确性，并向申办者报告。在某些Ⅰ期临床试验中，申办者也可以扮演研究者的角色，承担这些职责。

一般来说，研究中心的工作人员是试验期间患者的主要联系人。所有研究中心工作人员和研究者必须确保妥善收集安全数据，并转交给申办者。尽管研究者以外的其他人员可能在定期沟通期间，甚至在两次访视中间获得不良事件信息，但最终

---

⑦ The populations in many vaccine pre-licensing programs are fairly large but still quite small in relation to the intended general population (usually children). They are also traditionally of short monitoring duration. Late sequelae are difficult to detect with reliability and precision. The design of post-authorization studies is therefore critical [e.g., cluster designs where the program starts with a planned geographical distribution so that comparative populations exist in different locations (seasonal and population controls)].

是研究者有责任确保遵循研究方案收集信息。代表申办者的研究监查员将对照病例报告表条目审查源文件，检查数据记录的准确性和完整性，并确保符合研究方案。在明确界定所要收集的数据以及研究者在记录这些数据时所应用的流程中，申办者发挥着关键作用。但是，如果研究者获得任何被认为十分重要的安全信息，即使方案没有明确说明必须收集该信息，研究者也应该向申办者报告（即只要认为是关键信息，就应立即报告）。为确保研究者对这一点具有敏感性，申办者必须就数据收集和报告方面对研究中心人员进行适当的培训。

许多研究涉及与合同研究组织（CRO）、公共和私人机构、其他合作团队及共同研发伙伴的合作。在所有这些角色中，数据收集是研究者的责任。合作伙伴必须就谁来负责监查研究及数据检索和处理达成明确的协议并记录在案。申办者可以将数据处理任务委托给 CRO[⑧]。

已获批药物，如果并非药品生产商承担申办者，而是由独立研究者及其机构（公共或私人的）发起，在处理和分析安全数据方面，理所应当也由后者承担申办者的角色和责任。然而，如果一个制药公司为这样的独立试验提供任何支持（用品、研究资助等），该公司应该至少获得研究中心的所有可疑严重不良反应的报告[⑨]。一些制药公司会要求所有严重不良事件的报告。各方之间应做好安排，以确保履行各自的义务。在临床试验期间，研究者应当遵守当地不良反应报告的法规，但只要公司收到了相关报告，应将其记录在自己的数据库中，并将其纳入正在进行的安全性评价中，也在撰写定期安全性报告（例如，PSUR）时考虑到这些内容[⑩]。

最终结果作为报告或出版物的可及性也应该是研究者和生产商之间协议的一部分。对于已批准或者已上市产品的动物研究也可以独立于生产商进行；而且，如果生产商提供支持（通常提供产品或其活性成分），生产商有义务确保结果可用。更多详细信息请参见第Ⅶ章第四节。

---

⑧ For example, see US FDA Regulation 21CFR312. 52.

⑨ There is no standard defi nition of what constitutes "support" by a company. For example, does it include medical and/or regulatory review of a protocol on request to a company by an independent investigator? Some companies are known to consider any interaction of this sort to constitute support and therefore enter into an agreement with the investigator to receive safety information.

⑩ The MHLW（Japan）is encouraging independent investigators to conduct research that manu-facturers of approved medicines may not wish to do on new uses（indications, for example）; companies would be required to provide drug supplies and to maintain awareness of important safety fi ndings. This proposal is under consideration.

三、收集什么

1.一般原则

应收集并评估哪些安全数据,取决于临床试验的设计,数据可包括不良事件/反应、实验室检查值、药物代谢动力学数据、精神和身体检查结果、特殊研究数据(如动态心电图、脑电图、心电图、听力学检测、妊娠检测等)、药物遗传学数据和生活质量数据。在解释安全数据时,患者人口统计学、研究药物剂量和持续时间、药物依从性指标、伴随疾病和合并用药也极其重要。运动史等其他项目可能有助于了解肌酸磷酸激酶(CPK)和肝酶等值的变化。然而,研究者经常被要求收集一些无用的数据,浪费了研究者和申办者的时间和资源。因此,申办者必须预先仔细选择分析所有治疗安全性(和疗效)所需的数据要素,并在研究方案和(或)病例报告表中明确说明。严重不良事件报告通常需要比非严重不良事件报告更详细的信息(见后文7.特殊情况和附录6)。在药物研发的早期阶段,通常需要收集比上市后研究更全面的安全数据。此外,某些药物类型可能需要更长时间的常规随访,如疫苗、免疫治疗和一些生物技术产品。

Ⅰ期研究数据的收集、监测和评估值得特别关注,原因有两个:①除了一些例外情况(例如,肿瘤药物,在器官受损亚组人群中的药物代谢动力学研究),这些研究在健康志愿者中进行,对于这些志愿者没有预期的健康受益;②研究结果对产品的未来研发至关重要,必须仔细审查和解读。对于预防性治疗和预防性疫苗,上述对于Ⅰ期研究的考虑也同样适用于之后的临床试验。

正如 Salsburg 所解释的[11],病例报告表不可能包含评估所有可能安全性问题所需要的全部数据字段。Salsburg 还介绍了收集"过多"数据的问题及其对数据质量的负面影响。因此,数据要素选择应基于计划分析的数据,并且通常是以研究结果汇总表的形式呈现。当研究者在临床判断中认为重要,但预先设定的数据表无法分类和简要收集的安全数据,应记录在病例报告表的注释部分。由于注释部分不易编码,因此应与CRF 的标准 AE 部分和研究前培训期间提供给研究者的使用说明一起使用。

在研究开始前,应该考虑如何收集某些数据,包括不良事件/反应、有无伴随体

---

⑪ Salsburg, D. Deming Principles Applied to Processing Data from Case Report Forms. *Drug Information Journal*, (36):135–141, 2002.

征和症状的诊断、临床转归、因果关系评价、严重和"具有医学意义"的病例,以及特别关注的不良事件(见后文 4.特别关注的不良事件和附录 1)。在 CRF 中规定应在何处(如适用)采集非方案相关的诊断和(或)治疗后流程也很有价值。所有这些项目都需要定义和规范。

在临床研发过程中,对试验用药物安全性特征的了解通常具有局限性。目前尚无法区分大多数药物不良反应(与研究治疗有因果关系的事件)与临床不良事件(在人群中作为背景事件发生,且与研究治疗仅存在时间关联)的确定性方法。因此,CIOMS Ⅵ工作组建议如下。

在研发期间,不管研究者或申办者判定与研究药物的关系如何,任何临床试验都应该收集包括严重和非严重在内的所有不良事件,以便后续使用标准方法评估个例和汇总数据的因果关系。这不仅适用于试验用药,而且适用于安慰剂、未接受治疗的情况,或活性药物对照组。

在批准后立即开始的研究中,继续这种做法是明智的。只要认为上市产品的安全性特征经充分了解和确立,收集较少的数据是可以接受的。虽然应始终收集有关严重不良事件的详细信息,但对于成熟的产品,只有在研究者怀疑与药物有关时,才收集非严重不良事件。以上操作尤其适用于研究人群、适应证和剂量与药物获批时一致的大规模、简单的上市后试验。

除上述建议外,在与研发期间研究的人群略有不同的研究中,收集导致治疗终止的非严重事件报告也具有意义。

通常不需要在批准后研究期间收集全面的实验室生化数据。对于所有研究,方案应明确规定必须收集哪些不良事件和实验室数据。

最后,数据收集的一个经常被忽视但可能很重要的方面,与患者+受试者可能使用草药和其他非传统治疗有关,他们通常不将这些治疗视为药物。因此,重要的是要具体询问它们的使用情况,因为将它们与研究治疗同时使用会导致不良的药物相互反应[12]。对于草药的最新分类和编码方案是可参考的[13]。此外,读者可能对近

---

[12] See Brazier, N. C. and Levine, M. A. H. Understanding drug-herb interactions, *Drug Information Journal*, 12:427-430, 2003 and Willis, J. Drug interactions—when natural meets ethical, SCRIP Magazine, Issue 91,pp. 25-27, June 2000.

[13] See *Guidelines for Herbal ATC Classification and Herbal ATC Index*, the Uppsala Monitoring Centre, Uppsala, Sweden, 2004. Also, see *WHO Guideline on Safety Monitoring of Herbal Medicines*, *ibid*. Herbal substances are recorded in the WHO-Drug Dictionary. For detailed information, see www. umc-products.com and www.who-umc.org.

期组织的信息交流过程感兴趣，该信息交流旨在加强西太平洋地区草药协调论坛（FHH）关于草药安全性、质量和疗效的科学基础[14]。

2.因果关系评价

研究者一旦发现严重不良事件，必须立即通知申办者，并通过临床判断评估与药物治疗的潜在联系。一些人认为，个例报告上的因果关系实属"浪费时间"，尤其是对于随机研究来说。然而，尽管研究者和申办者可能都难于进行个例的因果关系评价，但研究者的意见有助于申办者根据个例的归因，决定是否有必要快速报告给监管机构。基于系列病例/综合数据分析得出的因果关系判断几乎总是更有意义的，通常对临床试验的实施，包括知情同意文件、研究设计和核心安全信息的变更具有更大的影响。虽然总体数据评估是药物事件归因的更可靠指标，但研究者对个例不良事件的因果关系评估，可能在重大安全性问题的早期发现方面发挥作用，并且是罕见事件信息的唯一来源。研究者最有能力判断可能与研究药物给药或研究干预相关的患者状态的任何异常变化。研究者应该知道患者的基线状况，因此应该能够预测患者预期遵循的正常临床病程。因此，在报告严重不良事件时，应征询研究者对事件与研究治疗或干预相关性的意见。

收集研究者对非严重事件的相关性评估几乎没有什么价值，常规监管报告也不需要收集此类评估。

不建议例行要求研究者说明非严重不良事件的因果关系信息。但是，在某些情况下，此类评价是有用且重要的，例如，对于特别关注的非严重不良事件。

制药公司要求研究者利用各种方法和术语给药物导致严重不良事件的"可能性"进行分类。已经使用的术语包括很可能（likely）、不可能（unlikely）、可能（possible）、很可能（probable）、肯定有关（definitely）、肯定无关（definitely not）、可能无关（remote likelihood），以及不能排除（cannot-be-ruled-out）等术语。虽然各公司已经使用了几种方法来表示不同程度的因果关系：

CIOMS Ⅵ工作组建议要求研究者对严重不良事件的药物因果关系使用简单二元决策（即有关或无关）。

虽然很少有足够的信息和经验可以将不良事件的因果关系确定为"有"或"无"，

---

⑭ The Forum provides an active means for regulatory authorities to share information, coordinate efforts and transfer expertise. See http://www.fhhm.net.

但各种相关性梯度在数据分析或监管报告中几乎没有优势。起初,因果关系评价主要用于确定是否必须向监管机构报告个例的优先级排序工具。此外,即使在同一种语言中,不同的人对术语的含义和权重(如 probably vs. possibly vs. likely,即很可能、可能、极可能等)几乎没有形成统一意见,而不同语言间差异更大。建议采取一种简单的方法,询问研究治疗与不良事件之间的因果关系是否存在"合理可能性"还是"无合理可能性";或者,是否有合理可能性? 是或否。最后,不论因果关系评价如何,都将对所有数据进行综合分析。因此,使用"不详"或"不能排除"在早期确定新的安全性问题时也没有多大价值。使用"不能排除"表示药物和事件有一定相关性,可能会导致过度报告,从而带来"混杂因素"。在个例报告中完全排除药物在导致不良事件中的作用几乎是不可能的。

虽然没有形成一致意见,但"二元"决策选择是大多数 CIOMS Ⅵ工作组成员所青睐的方法[15]。为便于研究者判断严重不良事件的原因,工作组主张采用 CIOMS Ⅲ/Ⅴ工作组关于核心安全信息和 DCSI(研发期间核心安全信息)的建议,即在 CRF 和任何 SAE 报告表中都包含一份潜在病因标准清单,研究者必须从中选择其认为最合理的病因,具体为:病史、缺乏疗效/病情恶化、研究治疗、合并或既往的其他治疗、退出研究治疗(停药反应可视为与药物有关)、治疗给药错误、方案相关程序及其他(请具体说明)[16]。

CIOMS Ⅵ工作组建议在研究者使用的报告表中包含 CIOMS Ⅲ/Ⅴ工作组关于严重不良事件可能原因的列表。如果研究者认为事件与药物无关,应说明最可能的原因。

CIOMS Ⅲ/Ⅴ工作组报告还提供了有助于评价单个病例和系列病例(累积数据)因果关系的标准,目标是确定何时达到阈值以便在产品信息中增加新的药物不良反应或其他安全数据。在临床试验的情况下,这些相同标准带有一些额外考虑因素有助于决定何时增加研究者手册/DCSI(见附录 7)的信息。通常要求研究者就单个病例做出因果关系评价,研究启动应包括进行此类评价的培训。附录 7 中的大量材料在这方面可能会有所帮助。

---

[15] See the Glossary(Appendix 1) for more discussion under Adverse Drug Reaction.

[16] *Guidelines for Preparing Core Clinical-Safety Information on Drugs, Second Edition, Including New Proposals for Investigator's Brochures*, Report of CIOMS Working Group III/V, CIOMS, Geneva, 1999.

3.诊断与症状/体征

研究者的专业知识在帮助申办者解释不良事件,尤其是提供诊断方面非常重要。一些申办者要求研究者尽可能记录所有体征、症状以及诊断。而有些仅要求记录诊断。如果研究者参与涉及不同申办者的试验,这可能会导致数据记录的混乱和不一致。收集非特异性体征和症状而非诊断或综合征,经常导致这些事件广泛列入药物信息中,导致对处方者作用有限。

因此,CIOMS 工作组提出如下建议。

应鼓励研究者评估试验患者的事件,并在病例报告表中记录诊断(可能且适当时),而不是记录每个患者的体征和症状。该要求应在方案中明确说明。然而,当研究者递交包括诊断的严重不良事件报告时,记录导致诊断的体征和症状以及任何其他支持性信息也很重要(作为叙述性说明的一部分)。

收集和记录严重不良事件的体征和症状的建议,似乎与前面建议的不收集无关的或多余的信息相矛盾;它可能与 MedDRA® 考虑要点文档(2.5.3 节)发生冲突[17]。然而,对于必须立即向监管机构报告的严重不良事件,诊断、体征和症状的描述尤其重要;经常没有足够信息支持确诊。随着获得更多信息,例如,实验室检查和诊断性检查结果,可能需要改变最初的初步诊断。在 I 期研究等一些实验室或研究者无法做出确诊的情况下,体征和症状的描述也很重要。作为辅助,现有 CIOMS 指南可作为参考,提供不良反应的诊断标准,这就提高了使用 ADR 术语的准确性和一致性[18]。保证数据收集一致性非常重要的手段是培训研究中心如何正确使用相关诊断术语。

在开始研究之前,建议建立识别和定义重大、可预见的不良事件的具体标准,并传达给参与监测、评估和报告不良事件的研究者。

例如,肝功能检查结果显著升高,其标准定义为正常值上限的 3 倍或以上。此类定义和标准应纳入方案的安全性章节。

---

[17] See http://www.ich.org/ichMedDRA®_PTC.html

[18] *Reporting Adverse Drug Reactions: Definitions of Terms and Criteria for their Use*, Edited by Z. Bankowski, *et al.*, Council of International Organizations of Medical Sciences, Geneva, 1999. This report comes with a CD rom for ease of use. Also, see Venulet, J. and Bankowski, Z. Harmonizing Adverse Drug Reaction Terminology, *Drug Safety*, 19(3):165–172(1998).

4.特别关注的不良事件

关注一类可能不严重但对特定药物或某类药物具有特殊含义或重要的不良事件也有一定的价值。虽然通常情况下没有必要为非严重不良事件制定具体的定义或标准,但对于可能是更严重医学状况前兆的明显非严重不良事件(例如,肌肉疼痛和 CPK 升高可能指示有潜在的横纹肌溶解),这一做法非常重要。其他类型的非严重不良事件本身即很重要,例如,有些影响生活质量的事件(如阳痿、脱发)。当存在具有潜在重要性的证据或嫌疑时,该事件通常被称为"特别关注的不良事件"。相关更详细的讨论,请参阅词汇表(附录 1)。

毒理学研究和其他非临床研究可能表明人体中可能发生的严重不良事件。在开始临床试验之前,申办者可以从这些数据中或通过类似化合物的经验中识别特别关注的不良事件,并且需要研究者专门进行收集和报告。例如,如果在临床前研究中已证明研发中的化合物有引发心动过速的倾向,或者是其他同类化合物有值得关注的问题,则应谨慎进行人体试验。因此,应对所有受试者/患者监测心电图,并由研究者定期向申办者报告心动过速的情况,直到确定对人体所造成的风险为止。虽然动物研究可能预测潜在人体毒性,但它们不能排除所有潜在毒性。

在方案中清楚地定义"特别关注的不良事件"非常重要,即使根据通常的监管标准认为事件不严重,也应当对此类事件进行密切监测并及时向申办者报告。

5.实验室检查

在早期临床研究中使用临床实验室检查作为毒性替代指标至关重要。在所有早期研究中应收集实验室分析结果,如造血细胞(CBC 和细胞分化)、生化(如肌肉骨骼、肾脏、肝脏、心血管和脂质代谢检测)和尿液分析结果。根据早期毒理学研究的结果,可能需要涉及内分泌、凝血、免疫和生殖系统等领域更有针对性的实验室研究。

某些实验室参数也可能被认定为特别关注的不良事件,需要更频繁的检测和评估。

6.发病率和死亡率作为疗效终点

在与高的发病率或死亡率的疾病类型(例如,癌症、脓毒症、AIDS)相关的研究中,某些医学可预期的临床事件可能仅适合作为临床疗效结果而收集,而不是不良事件,例如,乳腺癌恶化导致的死亡。在没有这种可预期临床终点的研究中,任何导致死亡的事件都将被视为严重不良事件。在涉及严重疾病的研究中,收集临床转归可以减轻研究者将所有疾病相关事件报告为严重不良事件的负担[19]。收集方法可能不同于严重不良事件的收集方法,因为它可能更精简(数据少)和成批发送(例如,每周一次,而非立即发送)。应该在方案中明确界定收集过程。ICH 指南E2A 介绍了管理此类情况的前提条件。此时,病例信息仅输入到临床试验数据库中而非输入到安全数据库可能是合适的(尽管可能有点问题)。大多数公司建有安全数据库,保存临床试验中的严重个例报告和上市产品的所有自发报告(见本章第四节的 2.严重和其他重要不良事件和第六节)。另一方面,如果患者同时经历指定的疗效终点事件和可疑严重不良事件,则在上述两个数据库中应加入关于这两个事件的所有信息。

即使建议将医学上可预期的严重临床事件作为临床疗效结果/终点收集,而不是作为严重不良事件进行数据收集,研究者也必须记录这些数据,并按照方案中规定的时间表定期向申办者或 DSMB 报告,并送其审查。

研究方案应详细说明报告的时限和频率,还应明确这些数据的审查频率、审查方式(设盲或非设盲),以及由谁来审查,包括必要时由数据与安全监查委员会审查。在审查这些病例的过程中,重要的是要考虑研究治疗是否会产生恶化临床结局的矛盾作用(见脚注[19])。在试验开始之前,应就如何报告临床终点数据,与进行研究的所有国家的监管机构达成一致意见。

7.特殊情况

研究者应认识到这样的理念:即使信息未被视为不良事件数据,如果可能有助于了解化合物的总体安全性,也应立即将其报告给申办者。例如,任何偏离方案规定的剂量(尤其是高于推荐的剂量)的情况,即使没有相关事件,也应在与严重不良事件同样的时间范围内向申办者报告。还应及时报告用药错误,包括给药途径不当。为了方便起见,制药公司可能希望使用其严重 AE 表格,或其他收集相关信息的程序。

在临床试验期间发生的妊娠是一个特殊情况。对于在临床试验中女性受试者

---

[19] Nichas, J. Clinical Trial Safety Surveillance in the New Regulatory and Harmonization Environment: Lessons Learned from the "Fialuridine Crisis", *Drug Information Journal*, (31):63–70,1997.

发生的任何妊娠,都应跟踪到妊娠终止或分娩。在特殊情况下,可能需要在分娩后的适当时间内监测新生儿的发育。可能存在特殊情况时,也需要监测男性受试者的女性伴侣的妊娠情况(例如,类效应、动物生殖研究证据)。在对这些情况进行随访时,伴侣隐私可能成为一个问题。方案应详细说明监测和管理妊娠事件的程序。

出于安全性目的收集遗传数据仍然存在许多争议[20][21][22][23]。此主题超出了本工作组的范围,但另一个 CIOMS 工作组已考虑到这一点[24]。

作为针对良好随访实践建议的一部分,根据病例的严重程度和预期性,CIOMS Ⅴ[25]工作组提供了针对各类不良事件病例应收集的数据要素列表。尽管 CIOMS Ⅴ 报告主要侧重于上市后的情况,但相同甚至更多的要素对于临床试验安全性监测来说,同样很重要(参见附录 6)。作为每位患者的病例报告表的一部分,应考虑收集尽可能多的这类数据要素。如果报告有严重情况,即使某些数据要素不属于病例报告表的一部分,也应被收集。

虽然不同制药公司通过不同形式从研究者收集关于严重和特殊不良事件病例的数据,但在可能的情况下,人们对开发一种所有申办者可使用的标准数据表很有兴趣。在 CIOMS Ⅵ工作组调查中,大多数受访者(16/21)支持使用全球数据表(见附录 3 的第 9 项)。人们认识到,数据收集表格的格式和内容经常取决于用户的内部标准和已建立的计算机系统。为了说明原版表格的大致情况,工作组在附录 8 中提供了一个示例。工作组并没有建议将这个例子作为标准,而是将其提供给那些希望创建他们自己的数据表的人。

无论使用何种数据表,强烈建议数据要素的选择及其定义符合 ICH 指南 E2B 规定的要求,以便根据需要促进申办者的数据处理和最终电子传输。

---

[20] Freund C.L., Wilfond, B.S.. Emerging ethical issues in pharmacogenomics, *American Journal of Pharmacogenomics*, 2(4):273–281,2002.

[21] Roses, A.D. Pharmacogenomics and the future of drug development and delivery, *Lancet*, 355: 1358–1361,2000.

[22] Sander, C. Genomic medicine and the future of health care. *Science*, 287: 1977–1978, 2000.

[23] Polymeropoulos, M.H.. Application of genetics and genomics in drug development, *Drug Development Research*, 49: 43–45, 2000.

[24] *Pharmacogenetics—Towards Improving Treatment with Medicines*. Report of a CIOMS Working Group, CIOMS, Geneva, 2005.

[25] *Current Challenges in Pharmacovigilance:Pragmatic Approaches*. Report of CIOMS Working Group V, pp.128–130, CIOMS, Geneva, 2001.

四、如何收集数据

1.一般考虑

收集安全数据和疗效数据的方法多种多样。大多数临床试验数据是通过纸质病例报告表(CRF)或电子方式进行收集[26]。该方法应在方案中明确。许多申办者越来越多地使用无线和互联网技术,试图提高研究和数据管理的效率,这引发了从纸质文件向电子记录迁移的新问题[27]。通常,在方案规定的访视时,在研究者或中心人员检查过程中,患者报告他们的症状。在检查期间或之后,研究者或其助理在CRF上记录不良事件以及其他相关发现。除住院研究外,通常首先通过电话获知需要紧急救治的急性严重医学不良事件,有时是通过急诊室医生获知。在这种情况下,机构间沟通非常重要。通常的做法是,对于严重不良事件,要求研究者获取相关医院记录的副本,以补充关于患者的常规病例报告表和严重不良事件表信息。对于涉及死亡的病例,应当获得法医报告和尸检结果。重点是,要强调研究者需要填写并提交制药公司的特殊严重不良事件表;否则,即便获得大量补充记录,也可能无法解释。

在进一步阐明如何收集安全数据的机制之前,重要的是要考虑所有患者数据收集的基础:患者与研究中心人员之间的互动和对话。客观指标(如实验室检查、心电图等)的测量相对简单,通常不具有强烈的主观成分。但是,研究者及其工作人员可以通过多种方式征询试验参与者的信息和意见,并且在得出完整、有意义和无偏倚数据的能力方面并不完全相同或一致。例如,在每次访视时,可能会询问开放式问题,如"药物是否以任何方式影响您?"(这暗示了怀疑可能性),或"您是否因治疗而发生任何不良反应?"(可能影响患者将任何不良事件与治疗相关联的引导性问题)。在某些情况下,可能会要求患者在两次访视之间使用日志记录他们的经历。在该日志中,甚至在面对面征询期间,可能向患者提供一份可能的不良事件列表(如"您是否发生过任何头痛、恶心?")。征集这类信息的其他可能性包括使用电子方式、菜单式驱动的访谈方法。

---

[26] Ruberg, S.J., McDonald, M. and Wolfred, M. Integrated electronic solutions, *Applied Clinical Trials*, 11(2):42–9, 2002.

[27] Clinical Trials and the Internet, *R&Directions*, November/December 2001, p. 34–48.

该领域未受到太多关注,但CIOMS Ⅵ工作组认为这一点非常重要,建议如下。

临床试验期间,不同临床试验机构之间以及不同项目之间(如果可能),用于向患者征集信息的过程应保持一致,并且应在研究方案、知情同意书和研究者培训中明确说明。无论使用何种方式或方法,在整个试验期间均应持续保持一致,包括基线时(治疗前信息)。

最好是开放式地向患者提出问题,而不是向患者暗示治疗可能造成疾病反应的可能性。例如,"自从我上次见到你以来,感觉如何? 你想讨论什么新内容? "

尽管在询问患者近期经历时不建议阅读现有ADR的详细列表,但应告知患者重要疑似或明确的ADR的已知体征和症状,以便其尽早告知研究者。

符合后一种情况的例子是可能与横纹肌溶解有关的HMG CoA还原酶抑制剂(即他汀类药物)试验中的肌肉疼痛和(或)压痛。在知情同意过程中或可能通过手册建议患者特别注意这些重要的体征和症状,并尽早向研究者告知。但是,这种对患者的"警告"不应该常规使用,而只能在特殊情况下使用。

该领域的一个特殊难题是从不能提供主观数据的患者(例如,新生儿和婴儿、阿尔茨海默病患者、昏迷患者等,以及这些人的父母、家庭护理人员或其他代理人代表受试者发言)收集主观数据。据我们所知,目前还没有关于如何管理这种情况的国际准则[28]。然而,与正常的情况一样,对于涉及此类患者的研究,应在方案和知情同意书中说明获取数据的过程。

许多制药公司编制研究操作手册,对试验方案进行补充,对概要性的流程和程序进行更详细的描述;这是另一个可以涵盖此议题的文件。

2.严重和其他重要不良事件

通常,申办者要求研究者在发生严重不良事件时立即报告。可以通过电话口头报告、传真一份不同于CRF的报告表,或是通过其他电子手段报告。如上所述,为了向申办者报告严重不良事件时简化流程,确保提供信息一致性以及减少研究者的困惑,可考虑请研究者填写标准化表格(见附录8)。

---

[28]For one region's example, see Adults with Incapacity Act 2000(Scotland; see http://www.scotland.gov.uk/Topics/Justice/Civil/16360/4927#mod39793) and UK Department of Health's Draft Guidance on Consent by a Legal Representative on Behalf of a Person Not Able to Consent Under the Medicines for Human Use (Clinical Trials) Regulations 2003. For more discussion, see Chapter 14 of *Medical Ethics Today*, 2nd edition, British Medical Journal Press, 2004.

实验室、活检、心电图、脑电图、听力测试和其他特殊研究数据可由当地或中心实验室或门诊室产生。对于任何预警的结果，研究者应立即报告、通知。这些也应立即引起申办者的注意。应该在试验方案中清楚描述收集和通知的过程。一般情况下，研究者和申办者应获得化验值的参考标准，以便正确解释数据。

大多数申办者维护两个包含安全数据的数据库，其中一个数据库包含可能需要向监管机构快速报告的严重不良事件个例，以及正在进行的已上市产品监测活动个例（例如，自发性报告）。还建议纳入特别关注的非严重不良事件。在化合物研发和销售过程中，这个数据库（"安全数据库"）用于积累化合物的安全数据。另一个数据库包含临床试验的所有安全性、疗效和其他数据，包括所有严重和非严重不良事件。该临床试验数据库与通常独立的安全数据库不同，在研究完成后，通常立刻将其关闭和"锁定"进行分析。重要的是，申办者要有明确的策略和程序来处理这些数据，并确保两个数据库内的数据是一致的，并在必要时核查所有差异[29]。还必须注意在完成研究，且临床试验数据库锁定后仍可以更新安全数据库中的信息。是否需要对最终研究报告或数据分析（可能已经完成）进行任何变更将需要判断，取决于信息在产品安全性特征（以及可能的获益-风险关系）分类中的重要性。

五、何时收集数据

在每个研究的试验方案中必须明确观察期。通常，患者签署知情同意书的时间被认定为安全数据收集的开始（见附录3第4项的调查结果）。这样可以确定一个明确的起点，有助于避免任何数据收集偏倚。如果患者在签署知情同意书后几天或更长时间才正式进入试验，那么随机化治疗当天可能是开始收集安全数据更合适的时间。随机化治疗前发生的不良事件将被视为病史或预先存在的状况。重要的是收集这些信息，以便客观看待"研究治疗中出现的"信息。例如，在签署知情同意书和研究治疗给药之间患者发生呕吐的情况，这即是有用的信息。

在一些研究中，在给药治疗前可能有必要收集基线安全数据。如果研究方案中包括洗脱期，无论是否使用安慰剂，都应收集此期间的安全数据。这有助于对研究

---

[29] Some companies maintain a minimum set of data elements that must be reconciled between the two databases, such as: project/protocol number, investigator number, patient initials and/or number, gender, birthdate, verbatim AE terms, onset date of AE, severity of event(if used, e.g., mild, moderate, or severe), criteria for serious if case is serious, and investigator's causality assessment.

治疗中出现的恶化状况进行评估。在纳入研究之前,也可能使用侵入性操作作为入组筛选的一部分(例如,活检),存在发生不良事件的风险;应该收集这些数据,并将其作为试验人群总体安全性经验的一部分。应在试验方案中明确指出安全数据收集的起点。一旦记录数据,应该按照试验方案的要求将其提交给申办者,从而可用于安全性监测。

试验方案应规定患者研究药物末次给药和(或)试验方案指定的末次访视后的观察期。调查结果显示,这一观察期在不同公司间存在很大差异(见附录3的第5项)。试验方案应明确规定在研究后观察期如何和何时收集安全数据。例如,可以通过增加访视或电话完成。

建议在一般情况下,末次给药后应继续至少再收集 5 个半衰期的安全数据事件。

这个时间的长短将取决于所研究化合物的类型及其具体特征。尽管这一总体指导原则可能适用于大多数化合物,但由于开发产品的多样性和患者的具体情况,很难建立适用于所有情况的规则。例如,细胞毒性药物等化合物可能具有迟发毒性,需要在较长时间内进行监测。另一方面,对于具有极长生物半衰期的化合物(例如,双膦酸盐的生物半衰期可达几年),研究后监测时间可能比半衰期短得多。器官损害可能会延长药物的半衰期。一些药物的生物学效应可能会持续 5 个半衰期以上。再次,在试验方案中必须明确收集时间以及描述需要收集的对象,并将其纳入临床计划预期的时间范围。

如果患者由于安全性原因退出治疗,或在研究结束时患者持续有严重事件或特别关注的不良事件,应密切关注患者直至事件消失、患者病情稳定或直至达到预期结果。

应仔细询问自愿退出研究的患者可能发生的不良事件。

只要可能,即使患者退出治疗,也应通过最后一次定期研究访视对患者进行随访,以便进行适当的意向性分析(更多讨论见第Ⅵ章)。

即使在个别患者完成研究后,申办者应了解研究者是否了解关于受试者的任何异常安全信息或任何似乎与药物有关的安全信息。申办者应鼓励研究者始终认真观察可能的潜在安全性影响,即便影响可能在停止用药后才会出现。例如,在患者完成为期两年的研究,并在 3 个月后发现疑似肝毒性作用(没有其他合理的原因)。

六、安全数据管理考虑要点

收集的数据需要以适当的方式记录,并可以一致、准确地用于审查、分析、展示、报告以及同申办者组织内外相关的利益相关者分享,否则,即使是世界上最好的数据也毫无用处。在创建数据库时,需要具有一定水平的专业知识和判断力,才能确保正确命名、分类和编码不良事件和其他数据(例如,实验室检查结果)。为此,本节提供了一些指导和建议。

通常,为了确保信号检测和评估流程的标准化,数据的质量和完整性最为重要。CIOMS Ⅵ工作组为达到这个重要目的,建议实行如下原则。

● 应尽可能完整记录研究中的个例安全性报告。

● 应根据需要努力地对每个病例进行随访。

● 在所有相关数据库中必须保留报告者所用的不良事件术语。

● 如果认为报告者的不良事件术语在临床上不准确或与用于编码的标准医学术语不一致,应向研究者提供说明对不良事件的描述。如果仍存在争议,申办者可根据其对病例的判断来编码不良事件术语,但应将其标识为与研究者的术语有差异,并记录差异的原因。

● 应由熟悉和了解临床医学及编码的人员审查所有编码的术语,以确保报告("逐字")术语的编码一致和准确。

● 不良事件数据的初步分析应基于研究者所表述的术语或诊断,由申办者仔细并正确地编码;如果分析有差异,可由申办者进行补充分析,但对于两个分析之间的任何差异均应给出解释。

本节的其余部分详细阐述了这些原则。

1.不良事件临床描述

对于药物研究中众多使用广泛的术语,例如肝功能检查(LFT)异常、肝炎、肝细胞损伤、肝坏死和各种临床综合征等,并没有普遍接受的标准和定义。应注意确保不能使用不适当甚至错误的临床术语对不良事件进行错误分类。当事件累及研究者的临床专业之外的人体系统时,这种情况往往会更严重。例如,在一个抗生素开发项目中,有 5 个病例被报告为"LFT 异常"或"肝炎",而相关化验值没有任何异常。其他实例包括报告"LFT 升高"来描述黄疸患者;报告"急性肝衰竭",但不伴黄痘或脑病;报告"白细胞减少症",描述粒细胞缺乏症患者;报告"再生障碍性贫血",而所有的造血谱系并没有减少,等等。在可能的情况下,除了体征和症状外,相关实验室数据应构成报告事件临床评估的一部分。

另一个常见实例是皮肤反应,通常仅报告为"皮疹",不做进一步的描述或表征。皮疹的严重程度可能被高估或低估,如良性麻疹样皮疹报告为"多形红斑",或可能将史蒂文斯-约翰逊综合征的轻度症状病例仅被报告为"皮疹"。不恰当的临床表征可能会掩盖实际存在的安全性问题。关于多种类型不良事件诊断标准的CIOMS报告,特别是关于严重不良事件的,可以帮助申办者建立这方面的标准[30]。

申办者必须选用在临床医学和编码方面具有广泛专业知识且训练有素的人员对个例安全性报告进行分类和评估。应鼓励研究者就其临床专业领域之外发生的临床重要事件向专家进行咨询,以便申办者获取后续安全性评估所需的全部信息。实例包括与抗生素治疗相关的行为改变,因抑郁症或精神分裂症接受治疗的患者的心脏症状,以及全身性用药导致的持续性皮疹。申办者还应该考虑基于诊断标准使用问卷收集分析特定重大事件所需的详细信息,如肝损伤、骨髓抑制或心律失常。在某些情况下,申办者可能会向一个独立临床专家或一组独立专家寻求外部咨询,以便对不良事件进行恰当分类和解释。如果研究中包括数据与安全监查委员会(DSMB),则根据其成员资格,除了在独立安全性(和疗效)监查方面的常见作用与职责,DSMB还可履行上述职能。

研究者始终保留不修改申办者不同意的术语的权利。正如前文所述,申办者应该保留研究者的逐字术语,并完整记录不同意见的原因。例如,在ICH指南E2B,字段B.5.3[发送者的诊断/综合征和(或)对反应/事件的重新分类]内提及了这种分歧,其可作为证明文件。虽然这种显著差异可能是特殊情况,但必须明确记录这种差异以供分析和审核。当药物的安全性特征没有得到很好的表征或理解时,在早期研发阶段分析和评估研究者提供的"原文"逐字信息时可能有一些价值。但是,随着安全信息的增加和改善,应考虑术语的标准化,以及与研究者就标准术语和定义的使用进行沟通。

---

[30] *Reporting Adverse Drug Reactions: Definitions of Terms and Criteria for their Use*, Edited by Z. Bankowski, *et al.*, Council of International Organizations of Medical Sciences, Geneva, 1999. This report comes with a CD rom for ease of use.

　　基于此,不良事件表可以显示报告的术语(研究者的逐字记录)[31]和申办者的术语。但是,正如第Ⅴ章所述,主要安全性分析(尤其是用于制定 DCSI 和 CCSI 的那些分析)应该基于研究者指定的术语。

　　大多数不良事件报告包括一个或多个无特定诊断可能性或相关性的体征和症状(如头痛、恶心),特别是在药物临床研发的早期阶段。面临的挑战是要知晓症状/体征何时能代表对潜在重要医学状况的诊断。这些信息在信号检测和评估方面具有价值。如前文"3.诊断与症状/体征"部分所述,应尽可能鼓励研究者将诊断或综合征记录为不良事件。即使未记录为不良事件,但当报告的体征、症状、研究结果和(或)治疗强烈表明存在已知的临床综合征(例如,胸痛、CK-MB 升高和用血栓溶解剂实施的急救治疗)时,纵使研究者没有这样报告,申办者仍可能会指定一个可能性诊断(本例中为心肌梗死)进行分析;ICH 指南 E2B 数据规范(字段 B.5.3)中提供了该选项。如建议所示,无论推测与研究药物相关性如何,都有必要收集所有不良事件,以便后期使用标准化方法(例如,第Ⅴ章和第Ⅵ章中描述的那些方法)进行评估,从而根据汇总数据确定因果关系。

　　基于用于治疗的药物种类,可对某些事件进行预测。根据被研究人群类型背景发生率的了解,还可能有其他事件需要特别关注。在研究中心的试验方案和其他教学材料中指定这些事件及其诊断标准是很有用的。例如,CIOMS 制定的药物诱发的肝损伤和血液疾病的定义可以提供一个有价值的标准(参见脚注[30])。

　　此外,为了对药物的安全性进行一致的分析、评价和评估,定义"特别关注的不良事件"至关重要。应在临床试验方案和药物的研发安全计划中详细说明这些定义和特定术语的使用标准。

　　为避免仅有很少或没有有意义医学信息的多个事件术语被纳入 DCSI,并最终纳入 CCSI 中,只有当个体体征和症状(如发热、皮疹和恶心)被报告为单独术语且与明确、特异性诊断不相符时,才应编码以供分析。综合分析应试图确定单独编码的症状和(或)体征是单独发生,还是以经常报告的组合形式出现,即使它们最初并不认为是公认的临床综合征。这对于避免由多个不相关原因引起的相对非特异性体征或症状(如发热)的不恰当分类尤其重要。

---

　　[31] The original term(s) reported by an investigator may be in a language different from that used by the sponsor in its day-to-day operations and in coding. "Verbatim" in this context is meant to refer to a properly translated version of the original term(s) into the working language of the sponsor.

一些制药公司和卫生部门仍会保留一份始终将其视为严重/重要医学事件的术语清单,即使特定病例可能并不符合监管意义上的严重标准(例如,快速报告要求)。这种"总是严重"的事件通常用于引发特别的关注和评估。尽管这些列表最初是为了上市后目的而创建,特别是用于自发性报告,但它们可能对批准上市前的临床研究同样有用[32]。我们不会官方认可任何的特定列表,因为这些列表可能高度依赖于所研究的治疗和所研究的特定人群,并且永远不会穷尽。即使没有正式确定这样一个列表,但应对某些重要医学事件的出现保持警惕,在保护受试者和防止后续的伤害方面也是很重要的。

2.编码程序

申办者应该有适用于所有产品和项目的标准数据编码程序;所有负责数据录入的人员都应接受过良好的相关使用培训。有一部根据 ICH M1 制定的国际公认医学编码术语词典,即 MedDRA®(药物监管活动医学词典),工作组在整个讨论过程中推荐和参考该词典。MedDRA®编码原则——"术语选择:考虑要点文档"[33],应作为申办者编码程序的基础。但是,这里所涉及的原理不依赖于所使用的编码字典。

虽然应该从研究者获得关于导致诊断的体征、症状和研究的完整描述,特别是对于严重事件,并且这些数据应该成为整个研究数据库的一部分,但通常不应该通过编码这些细节来描述具体事件,如 MedDRA®考虑要点文档中所述。在数据录入时,必须考虑编码对临床评估的最终数据输出的影响,特别是在处理所使用的编码术语中没有完全匹配的不良事件术语时。应避免非特异性"疾病"术语[如 MedDRA®首选术语(PT)"血液病 NOS""大脑疾病"],因为此类术语在检索、临床分析或显示中没有用;对于不明确而需要使用这些非特定术语的报告事件,应向报告者阐明。当使用 MedDRA®时,通常建议系统器官分类(SOC)"社会环境"所涉及术语,仅应用于病史而不得用于编码不良事件,即使报告的"逐字"术语与该 SOC 下 MedDRA®LLT 级别术语完全匹配[34]。

---

[32] For a full discussion of this concept and an extensive table of MedDRA® and WHO–ARTterms that were suggested as candidates for such a list, see *Current Challenges in Pharmacovigilance: Pragmatic Approaches*, Report of CIOMS Working Group V, pp. 107–108 and Appendix 5, CIOMS, Geneva, 2001.

[33] See http://www.ich.org/ichMedDRA®_PTC.html

申办者应避免将严重不良事件报告中的事件"过度编码"。此类报告应该只包含确保在相关临床背景中检索所需的最少数量字典术语。同时，申办者也应该非常小心，避免"降级编码"事件，即指定的编码可能降低事件术语或其他术语的严重程度或重要性。

不仅在同一研究和（或）项目中的研究者中，而且在使用不同的不良事件编码术语字典的申办者中，甚至在使用相同字典（包括 MedDRA®）的申办者中，临床事件分类和（或）编码的不一致性也很常见。对于安全数据库中编码不良事件，当前做法是严格遵守由研究者报告的"逐字"术语，并且对于许多临床上的重要病症，缺乏明确、统一的可接受定义，这可能妨碍随后的检索和分析。例如，包含单一医学状况（如肝毒性）的不同临床术语可能分布在几个 SOC 和层级水平中。

在生成最准确和最有用信息时面临的另一个挑战是在提供不良事件数据时（例如，在汇总表格中）决定使用什么级别的术语（例如，来自编码字典的低级别术语或首选术语）。

CIOMS Ⅵ 工作组建议 AE 数据应被视为首选术语（如源自 MedDRA®），在相关的系统器官类别（SOC）中相结合。然而，由于 MedDRA® 的高粒度，可能有几个首选术语描述涉及相同医学概念的不同 AE/ADR 事件。因此，在某些情况下，可能较好的做法是将数据按层级包含在 SOC 中［例如，高级术语（HLT）和首选术语］。

一个独立 CIOMS 工作组采取关于"标准化 MedDRA® 查询（SMQ）"的方法克服上述各种缺点。在来自药品监管机构、制药公司、ICH MedDRA® 管理和支持组织（MedDRA® MSSO）和世界卫生组织的资深科学家共同努力下，这种方法已经运作

㉞ The CIOMS VI Working Group endorses the recommendation in the MedDRA® Points to Consider, v. 3.3(9 June 2004) that the SOC *Social Circumstances* generally not be used for coding ADRs/AEs, even if a reported verbatim term is an exact match for a Lowest Level Term in that SOC, because of the potential impact on retrieval, analysis, and reporting. The *Social Circumstances* SOC describes social factors, and as such is intended for use in coding social history data, and is thus not included in the multi-axiality of the clinical disorder SOCs. Using it to codify clinical concepts that are more appropriately refl ected by terms in a clinical disorder SOC could therefore adversely affect data retrieval and signaling by mismapping to an inappropriate SOC. For example, the term "Aborted pregnancy" in the SOC *Social Circumstances* would not be grouped or retrieved together with the multiple clinical terms refl ecting various types of abortion in the SOC *Pregnancy, puerperium and perinatal conditions*, and hence could lead to inappropriate omission from an analysis of abortions/miscarriages of events so codifi ed.

了多年。该工作组为许多明确的医学状况制定了 SMQ 指导(适当的数据库搜索策略),旨在从一个数据库中提供的各种体征、症状、诊断、综合征、体检结果、实验室和其他生理数据等方面辅助进行病例识别。在发布供一般使用之前,所有SMQ均在监管机构和制药公司的数据库中进行测试[35]。随后,MedDRA® MSSO 将其提供给用户,并由该组织进行适当维护和更新。虽然将开发出针对尽可能多重要病症的SMQ,但这样的分组不可能适用于与任何特定产品相关的所有临床状况。

3.非盲数据处理

在整个临床试验进行的过程中,除非已被豁免(参见前文 6.发病率和死亡率作为疗效终点),否则将根据 ICH 指南 E2A 对某些个例不良事件病例揭盲,以满足快速监管报告的要求,而这主要针对严重的非预期不良反应。制药公司在处理这些患者新近获得的治疗分配信息方面面临着各种选择的困扰,包括某些人员是否应访问这些信息。问题包括是否应将信息输入到临床试验数据库和(或)药物安全数据库中;如果这样,输入是否需独立于治疗(安慰剂,对照药,新产品)? 是否应该等到试验结束才输入数据? 访问这些信息的权限是否仅限于选定的人员(例如,允许安全部门的所有或部分人员获得访问权限,但不涉及参与或分析试验的生物统计学或临床人员)? 如果将非盲报告发送给监管机构、DSMB 和试验伦理委员会,那么如一些公司所选择的那样,保持对研究者进行病例设盲是否可取或合适?

对这个问题没有正确的方法,也没有监管指导原则。解决方案将取决于与公司相关的许多因素,包括其组织结构、针对此类事务的理念以及管理数据的技术系统。然而,CIOMS Ⅵ工作组的一些成员确实表示希望将新信息录入安全数据库,而不会阻止安全人员或参与试验的其他人员访问。此类信息需要随时可用,因为在对安全性进行持续监测和评估的过程中需要用到。

然而,针对这个问题的指导意见并不统一,这个问题超出了本工作组的范围。

4.数据处理问题

一般很少直截了当地处理和解释临床试验安全数据,并且对于申办者和研究者来说这也是具有挑战性的活动。这一挑战的部分原因在于,全面审查安全数据涉及

---

[35] See the fi rst SMQ report: *Development and Rational Use of Standardized MedDRA Queries* (*SMQs*). *Retrieving Adverse Drug Reactions with MedDRA*, CIOMS, Geneva 2004. It covers torsades de pointes/QT prolongation, rhabdomyolysis/myopathy, and hepatic disorders. For details and to monitor the progress of the CIOMS Working Group's efforts, see www.cioms.ch/What'sNew/WorkingGroups.

对单个报告和汇总数据的分析。这种双重方法允许定性和定量地了解药物的安全性。另外一个挑战是，在申办者意识到这些信息后，必须在指定时间范围内对安全信息的某些重要元素（如严重不良事件报告）进行审查，同时定期以及在临床试验或临床研发项目结束时，审查汇总数据。临床研发期间安全数据审查的这些方面要求数据管理过程既灵活又强大。

在临床试验安全数据的管理中涉及许多活动，本章将不对其进行全面讨论。核心活动包括数据录入；逻辑核查；数据质询，以解决逻辑核查过程中发现的差异；使用 McdDRA®等标准词典对不良事件进行编码；并且对于来自多个试验的数据，汇集数据集进行综合分析。这些活动的每一项在进行时都必须小心、精确，以确保安全数据库的准确性和完整性。然而，研究或临床研发项目一旦完成，将面临尽快关闭（"锁库"）的压力，以便开始进行数据分析并编写最终报告。虽然应尽快进行安全数据的分析，但研究者和申办者也必须有处理研究完成后可能出现的疑似药物不良反应（ADR）的机制。此外，还必须建立机制，获取研究结束时仍持续存在的药物不良反应的后续信息。理想情况下，这些问题应该包含在研究方案中。

许多申办者使用合同研究组织（CRO）来管理其临床试验的部分或全部内容，包括数据录入、数据管理和数据分析。在这种情况下，合同研究组织可以持有临床数据库。重要的是，作为责任方的申办者能随时访问数据以便及时审查并采取任何必要的行动。因此，必须制定协议和方法以保证可随时访问数据。其他合同关系以及共同开发许可协议的情况下也应如此。

在理想情况下，用于检测、分类和记录不良事件的系统性、可重复的方法将使申办者和研究者能够在临床和统计学上加深对安全性的理解。不同的团体达成此目标的方法各异[36]。

一直以来，标准化数据管理技术的新方法在不断开发中，以促进安全性和其他临床试验数据的分析和报告。最近成立的涉及生物制药行业和监管机构的开放式非营利组织——临床数据交换标准协会（CDISC），致力于开发全球行业标准，以支

---

[36] For example, see Tangrea, J. A., Adrianaza, M. E., and McAdams, M. A Method for the Detection and Management of Adverse Events in Clinical Trials, *Drug Information Journal*, 25:63–80, 1991; Gait, J. E., Smith, S. and Brown, S. L. Evaluations of Safety Data from Controlled Clinical Trials: The Clinical Principles Explained, *ibid.*, 34:273–287, 2000; and Hsu, P.–W., Pernet, A. G., Craft, J. C. and Hursey, M. J. A Method for Identifying Adverse Events Related to New Drug Treatment, ibid., 26:109–118, 1992.

持获取、交换、提交和归档临床试验电子数据㊲。CDISC 的具体举措包括如下内容。

（1）监管提交数据模型支持新产品上市申请；该 CDISC 提交数据标准（SDS）包含标准域形式的数据（例如，人口统计学数据、药物暴露、合并用药、实验室数据、不良事件），其中定义了临床试验中收集的常用安全数据和其他数据的数据要素㊳。

（2）分析数据集模型（ADaM），这些模型正在开发之中，旨在确定为监管机构的统计人员提供有关安全性、疗效评估和分析数据集的标准方法。

这些以及其他标准 CDISC 模型，使临床医生和统计人员评估和分析的安全数据比上市后药物警戒报告中目前可用的安全数据更加丰富、全面和准确。CDISC 还与国际标准化组织（ISO）、非营利组织、医疗卫生信息交换标准（HL7）组织建立了正式合作关系。其成员包括医疗服务人员、供应商资助人、顾问、政府组织和其他人，致力于医疗保健相关临床和行政标准的制定和推动㊴。

㊲ See www.cdisc.org or write to Dr. R. Kush at rkush@cdisc.org. Membership includes biotech and pharmaceutical companies, CROs, and academic medical centers in the EU, Japan, the US and India. Various CDISC working groups have been established (e.g., in Japan, Europe and India). For an explanation of CDISC and a report on laboratory data standards, see S. Bassion. The Clinical Data Interchange Standards Consortium Laboratory Model: Standardizing Laboratory Data Interchange in Clinical Trials, *Drug Information Journal*, 37:271–281, 2003.

㊳ Submission Data Standards, Analysis Dataset Standards, Operational Data Model, and Laboratory Data Standards (see www.cdisc.org/standards/index/html).

㊴ For details, see http://www.Hl7.org/. A "Regulated Clinical Research and Information Management (RCRIM) Technical Committee" (co-chaired by CDISC, HL7 and FDA) works toward accreditation of the CDISC models described above and is involved in other standards-setting, such as: HL7 messages to support the reporting of post-marketing pharmacovigilance data for safety surveillance; standards for submitting ECG waveform data to regulatory agencies; and standard protocol representation, which includes standardization of clinical trial protocol elements to support safety and efficacy assessments and statistical analyses. These efforts are committed to harmonizing all of these standards and models to support regulated clinical research, in addition to strengthening the link between healthcare and clinical trials.

临床试验数据中的风险识别和评估

一、引言

在临床研发过程中,对药物进行安全性评估是一个动态的过程。它有几个重要目的,其中最为重要的目的是保护参加药物临床试验的受试者。若识别新的风险,能够实施风险管理策略以更好地了解并实现患者风险最小化,就显得尤为重要。然而,在药物研发早期尽可能地了解药物的安全性也同样重要。一旦识别新风险,且该风险被视为不可接受的风险,则药物研发计划可能被终止,或可能被修改,以便更好地认识或管理这些风险。

临床研发后期出现的安全信息应足够严谨,以便进行全面的监管审查和进行药物的获益-风险评估,以支持上市批准。它还应该足够全面,以便处方医生和患者可以获得足够的信息,安全地使用药物。

尽可能持续地审查获益-风险也是非常重要的。尽管在临床研发的早期可能非常难以评估,尤其是当临床试验为盲态时,但初步评估药物的获益-风险的能力是至关重要的。这不仅对于发现不可接受的新的严重风险而早期终止研究非常重要,而且对于避免提前终止一个即使在面临某些风险的情况下依然具有潜在价值的研究,也非常重要。这对于研发拯救生命的治疗方法,特别是尚无其他可选择的替代疗法时显得尤为重要。

药物研发阶段临床安全性评估依赖于医学判断及对描述性和推论性统计数据的理解。本章主要介绍检测和评估新的风险的临床方法。定量和统计学的概念请参见第Ⅵ章。一些研究者认为,通过规范早期的安全信号检测,可以大大改进现有的安全数据评估方法[1][2][3][4]。

为了确保在临床试验期间收集完整和准确的安全信息,申办者和研究者必须切实关注整个研发计划、每个临床试验的设计,以及药物研发过程中正在进行的安全性评估的流程。为了尽量减少研究者之间的差异,申办者和研究者在识别和记录整个研发项目中的不良事件和其他安全数据时应保持一致性,这一点至关重要。不同的组织可以不同的方式实现这一目标。关于临床试验中安全数据收集的详细信息,请参见第Ⅳ章。

评估临床试验中安全数据的一个重要原则是:尽管数据将在临床试验或研发计划结束时进行全面的分析,但也应对安全数据进行持续的评估,以便及早发现重要的安全信息,并保护受试者。

一些已发布的 ICH 指南涉及在临床试验中安全数据的适当处理。ICH 指南 E6[5]为研究者进行安全性报告(第 4.11 部分),申办者持续的安全性评估(第 5.16 部分),向研究者、IRB/IEC 及监管机构报告药物不良反应(第 5.17 部分),临床试验方案中安全性评估(第 6.8 部分)提供了指导。ICH 指南 E3(临床研究报告的结构和内容)第 12 部分和 ICH 指南 M4[通用技术文档–有效性(临床总结[6])]包含已完成临床试验中的安全数据的分析和呈现,以及安全数据汇总的有益建议。其他可参考的文档包括美国 FDA 审查新申请安全性和有效性的模板,及其内部安全性审评员使用的详细指南[7]。应结合这些指南阅读本章。本章旨在补充和阐述它们的概念,并提

---

① Morse, M.A., Califf, RM and Sugarman, J. Monitoring and Ensuring Safety During Clinical Research, *J. Am. Med. Assoc.*, 285:1201–1205, 2001.

② Ioannidia, P.A. and Lau, J. Completeness of Safety Reporting in Randomized Trials. *J. Am. Med. Assoc.*, 285:437–443, 2001.

③ Wallander, M. The Way Towards Adverse Event Monitoring in Clinical Trials, *Drug Safety*. 251–262, 1993.

④ Lineberry, C. Approaches to Describing Common Adverse Events in the Integrated Safety Summary, *Drug Information Journal*, 25:493–500, 1991.

⑤ ICH Guideline E6, *Guideline For Good Clinical Practice*, 1 May 1996, http://www.ich.org/

⑥ ICH Guideline E3, *Structure and Content of Clinical Study Reports*, 30 November 1995, http://www.ich.org/ and ICH Guideline M4, The Common Technical Document, http://www.ich.org/

⑦ See Section 7.0 of FDA's "Clinical Review Template," CDER, Offi ce of the Center Director, effective 9 July 2004(http://wwwfda.gov/cder/mapp/6010.3.pdf), and Reviewer Guidance: Conducting a Clinical Safety Review of a New Product Application and Preparing a Report on the Review(January 2005; see http://www.fda.gov/cder/guidance/3580fnl.pdf).

供额外的实践建议,包括解释 E3 和 E4 中建议的分析结果。这将有助于正在进行的临床试验期间进行安全监测。

需要注意的是,应该在各种规模和复杂程度的临床试验中进行安全性评估。包括由单个研究者进行的单中心临床试验、由一组研究者进行的多中心临床试验,以及由一家制药公司进行的多中心或国际多中心试验。虽然安全数据的收集和评估可能因环境的不同而不同,但通过早期识别、评估和管理安全风险来保护受试者的原则,对于所有临床试验都是至关重要的。

CIOMS Ⅵ 工作组建议临床试验申办者制定一套流程,实现在药物研发期间持续评估和根据安全信息采取行动,确保尽早识别安全性风险,并采取适当的风险最小化措施。这些步骤可包括修改研究方案,避免临床试验受试者暴露于不必要的风险。

二、从临床试验中识别和评估安全信息的预期和局限性

所获得的临床试验安全数据具有局限性,需要理性地预估能够从这些数据中得到的信息。深刻了解临床试验的固有局限性也很重要(见第 Ⅰ 章第四节),同时应在试验设计中纳入安全性考量,从而使其效用最大化。

对于安全数据的解释,关键是暴露于研究药物的受试者的数量和暴露时间。长期暴露的受试者越多,对产品安全性的信心就越大。然而,对于该数量或暴露时间应该是多少或多久,并没有确定的标准。相反,建立一个可接受的药物安全性所需的受试者数量和治疗时长取决于许多因素,包括药物是否代表了一种新的化合物或治疗类别,是否与其他药物类似,相比现有疗法是否具有潜在优势,预期的患者群体特征(例如,适应证是罕见病还是常见病)[8],以及预期的持续使用时间(例如,急性还是慢性疾病)。虽然单个临床试验的样本量计算通常由有效性决定,但在临床研发项目中暴露于研究药物的总人数和暴露时间也会受到安全性的影响。

对于长期治疗非危及生命类疾病的药物,ICH 指南 E1 推荐了用于其安全性评估的最小受试者数量[9]。然而重要的是,应注意在某些情况下,这些标准化的受试者

---

[8] FDA's Guidance for Industry on Pre-marketing Risk Assessment, March 2005, http://www.fda.gov/cder/guidance/6357fnl.htm

[9] ICH Guideline E1, *The Extent of Population Exposure to Assess Clinical Safety for Drugs Intended for Long-Term Treatment of Non-Life-Threatening Conditions*, 27 October 1994, http://www.ich.org/

暴露可能不足以支持安全数据评估,例如:

- 已识别特定的安全性风险(例如,来自动物试验或相关化学产品)。

- 已知药物的药物代谢动力学特征和(或)药效学特征与某些不良反应有关,如特定的代谢途径。

- 担心药物可能显著增加目标患者群体的背景发病率或死亡率。

基于上述考虑,不仅在制定临床研发计划时,而且在试验过程中,随着对研究药物的安全性特征认识的增加,应仔细考虑研究药物暴露的人数。尽管对受试者数量进行了仔细的规划,但临床研发项目并不能识别与药物有关的所有风险。有些风险的发生率非常低,只有在数千或数万或更多的人暴露于产品之后才开始显现——通常仅在药物上市后才可能达到这样的暴露程度。例如,如果某一特定不良事件的"真实"发生率为 1/1000,那么将该药物用于 3000 人才有 95% 的机会可观察到一次该事件的至少一个实例。如果暴露人数减少至 1610 人,那么观察到至少一个该事件的概率则降低到 80%。如果事件的"真实"发生率是 1/10 000,那么研究 10 000 人将只有 63% 的机会观察到至少一次事件[⑩]。但观察到一次事件并不能得出其为药物不良反应的结论。因此,检测罕见药物不良反应的能力是公认的临床试验的局限性,在临床试验中,"罕见"通常定义为 ≤1/1000。

在严重不良事件中,对个例进行详细了解是至关重要的。对于非严重不良事件,在早期试验受试者数量较少时对个例进行严格审查也是合理的。但在基于临床实践、上市后的大型研究中,同样严格的审查可能并不实际或有用,尤其是在安全性特征已经明确的情况下。此时,对汇总数据进行分析更有意义,也更实用。

对于更常见的事件,为了探索其与药物可能的相关性,对汇总数据的分析既是重要的,也是合理的。评估汇总安全数据的一个典型挑战是应用适当的统计方法,因为这些方法更多地用于评估有效性而不是安全性。第Ⅵ章提供了当前可接受的分析和解释临床试验安全数据的方法指南。

安全数据分析和解释的目的之一是评估一个或多个可疑不良反应的医学意义,以在药物研发阶段(研究者手册)和药物上市后(本地数据表/产品信息)建立适当且有用的产品信息,并制定风险管理策略,以尽可能降低风险。因此,必须强调医学和

---

⑩ These calculations are a reflection of the "rule of three," which states that if no event of a particular type is seen in x-individuals, one is 95% certain that the event occurs no more often than 3/x; e.g., if x=500, 95% certainty that it occurs in less than 3 in 500(0.6%).

科学的最终目的是为公共卫生服务,而不是为了应付而进行数据收集、处理和向监管机构报告这些重要的活动。关于药物和其他类别的风险评估已有大量的文献,但直到最近才有新的方法和法规,以详细和系统的方式探讨药物风险评估的主题。根据美国法律对药物风险管理的广泛授权,FDA 制定了一系列行业指南草案,包括:①上市前风险评估;②风险最小化行动计划的制定和应用;③药物警戒规范和药物流行病学评价[11]。FDA 将风险评估定义为"包括识别和描述与药物使用相关的风险的性质、频率和严重程度"。欧盟和日本也在进行类似的行动[12][13]。

三、安全信息的分析和评估中需要考虑的要点

分析单个病例和汇总数据时,需要考虑影响安全信息的评估和解释,以及获益-风险评估的一些重要因素,如下所述。

1.患者群体特征,包括疾病的自然史

基于某些原因,在评估安全数据时应考虑人群的人口统计学特征(例如,年龄、性别、种族、地理区域、社会经济因素)。一些不良事件在某些人群中的发生率高于其他人群,即使在没有使用研究药物进行治疗的情况下也是如此。一般来说,老年人的心血管疾病发病率高于年轻人。因此,与一个 25 岁的受试者相比,一个 75 岁的临床试验受试者发生了心肌梗死,这种情况可能会得到不同的评估和解释。还有,某些疾病在特定人群中患病率更高(例如,镰状细胞性贫血、Tay Sachs 病),在临床试验过程中审查此类可疑不良反应时应予注意。

除了某些不良事件的背景发生率存在差异外,还可能存在药物-人口统计学相互作用,从而导致某些不良反应在老年患者中的发生率高于年轻患者,或在男性中的发生率高于女性。例如,老年患者中非甾体类抗炎药(NSAID)的胃肠道出血风险高于年轻患者。在这种情况下,只有对汇总数据进行分析,才能确定人口统计学因

---

⑪ U.S. Department of Health and Human Services, Food and Drug Administration, Centre for Drug Evaluation and Research, Guidance Documents. http://www.fda.gov/cder/guidance/index.htm

⑫ Establishing a European risk management strategy: Summary Report of the Heads of Agencies Ad Hoc Working Group, January, 2003. www.emea.eu.int

⑬ Handling by the CPMP of safety concerns for pre-and post-authorization applications submitted in accordance with the centralized procedure. April 5, 2004. www.emea.eu.int

素的混杂或相互作用影响,因为所讨论的是已知不良反应的发生率。众所周知,安全性和有效性结果可能是由药理学介导(药物如何被人体"处理"),并表现出人种和种族差异[14]。

了解目标人群中具有重要医学意义的疾病的背景发病率和患病率,是评价单个病例以及分析汇总数据的重要工具。这些信息有助于为病例报告和 AE 发生率提供参考。然而,在比较使用研究药物治疗的患者的发病率与文献或历史对照的发生率时应谨慎,因为临床试验往往包括的是高度选择性的人群。理想情况下,应该使用平行对照进行比较,这可以为试验药物的获益-风险评估提供进一步的参考。在无平行对照的情况下,使用历史临床试验数据,特别是当有类似规模临床试验的安慰剂对照组,其参考作用更大。

在评估和解释安全数据时,考虑正在治疗的疾病的自然史也是非常重要的。区分正在治疗的疾病的临床表现和药物不良反应之间的区别,是评估安全数据的一项特殊挑战。当某些不良事件是已知的疾病临床表现时,了解预期的发生率、严重程度和表现形式显得尤为重要。如果发生率符合疾病自然史的预期,则它们的发生可能不需要关注。另一方面,即使出现的频率符合预期,但如果性质、严重程度或其他表现不典型时,也不要忽视药物不良反应导致疾病恶化的可能性。

2.现有的治疗标准

对正在研发的药物不断进行获益-风险评估时,重要的是要了解正在研究的疾病目前治疗方法。现有药物的获益-风险可以作为衡量新药物新的风险可接受性的基准。此外,与试验药物合用的药物可能会独立或通过药物-药物相互作用导致药物不良反应的发生。

一种疾病的标准治疗方法在临床研发过程中可能会发生变化,尤其是当该项目持续数年。如果一种新的治疗方法在研发过程中进入市场,那么更新获益-风险可接受性的基准将非常重要。在这方面需要注意的是,标准疗法不仅指药物治疗,也可以包括非药物治疗,如手术、饮食、锻炼、心理治疗、物理治疗或其他治疗方法[15]。

---

[14] For discussion and recommendations, see ICH Guideline E5.

[15] www.clinicalevidence.com is an important website source of information in this respect.

四、安全评估的时机

及时、全面地管理和评估安全信息是参与临床试验过程的各方共同的责任。为此,申办者(包括独立的申办者/研究者)界定和实施一个系统和进度表来审查安全信息是至关重要的。一般有三种情况需要考虑安全数据审查,它们与临床试验的规模和复杂性无关。

(1)特别审查严重的及特别关注的 AE;必须建立及时审查重要的安全数据的机制。

(2)对所有数据进行常规、定期、全面的审查;不同试验或研发计划之间的全面、定期的审查频率会有所不同,取决于诸如临床研发阶段、已知的试验药物的安全数据及其他数据的数量、治疗持续时间、已知的相同或类似药物的安全信息量、暴露的患者数量、研究中心和研究者的数量、对特定不良事件的关注程度、药物的预期获益–风险,以及药物可接受风险的敏感度等因素。

(3)试验或项目设立的特定里程碑事件触发的审查(例如,完成的患者数量、试验结束、项目结束、撰写安全性综合总结和上市申请)。见第Ⅲ章第二节第 8 条。

第Ⅲ章讨论了在安全审查过程中建立多学科团队和雇用顾问和咨询委员会的建议。

除了经常审查严重不良事件(SAE)和特别关注的严重不良事件外,应定期对所有 AE 进行全面评估,无论其严重性、因果关系或预期性如何[16]。定期总结审查应包括研究数据库中所有 AE 间隔和累积发生率(与已知受试者暴露有关)。比较安全数据的评估中得出的结论并采取任何行动时,区分安慰剂和阳性对照可能很重要。

每次研究完成并揭盲后,所有的安全信息,不仅是临床 AE,还有理想的新的疗效终点、生命体征和临床研究结果,都应该相对于以前的信息进行评估和评价。根据需要,应更新相关的产品信息[包括研究者手册、研发期间核心安全信息(DCSI)、公司核心安全信息(CCSI)、本地数据表]。

---

⑯ Gait, J.E., Smith, S. and Brown, S.L. Evaluation of Safety Data From Controlled Clinical Trials: The Clinical Principles Explained, *Drug Information Journal*, 34: 273–287, 2000.

五、安全信号检测与评估

信号检测的概念、定义和方法主要与大型的上市后数据库有关,通常是自发报告[17][18][19]。虽然有越来越多的文献论述了各种检测上市后安全数据信号的统计方法的优点和局限性,但该领域仍处于起步阶段[20][21][22][23][24]。随着数据的累积,临床试验中可应用统计方法评估安全性信号(见第Ⅵ章),但值得关注的是,早期研发中的信号检测一般以临床判断为基础[25][26][27]。

虽然无法定义临床安全性评估的标准,但CIOMS Ⅵ工作组认为,可以采取一些基本步骤来改善信号检测的过程,包括:

- 及时对所有严重个例报告进行医学评估,无论其归因或预期性如何,以及

⑰ Report of CIOMS Working Group V. *Current Challenges in Pharmacovigilance: Pragmatic Approaches*. Council for International Organizations of Medical Sciences. Geneva 2001.

⑱ Brown, E.G. and Douglas, S. Tabulation and Analysis of Pharmacovigilance Data Using the Medical Dictionary for Regulatory Activities, in *Pharmacoepidemiology and Drug Safety*, 9:479–489, 2000.

⑲ Jasmanda H., Wu, M.C., Fung, K.K., *et al*. Postmarketing Drug Safety Surveillance. *Pharm. Dev. Regul.*, 231–244, 2003.

⑳ Wilson, A.,Thabane, T. and Holbrook A. Application of data mining techniques in pharmacovigilance, *Br. J. Clin Pharmacol.*, 57(2):127–134, 2003.

㉑ Szarfman A., Machado S.G. and O'Neill, R.T. Use of screening algorithms and computer systems to efficiently signal higher–than–expeced combinations of drugs and events in the US FDA's spontaneous reports database, *Drug Safety*, 25(6): 381–392, 2002.

㉒ Van Puijenbroek E.P., Bate A., Leufkens, H.G., *et al*. A comparison of measures of disproportionality for signal detection in spontaneous reporting systems for adverse drug reactions. *Pharmacoepidem. Drug Safety*, 11:3–10, 2002.

㉓ Bate, A., Lindquist, M. and Edwards, I.R. A Bayesian neural network method for adverse drug reaction signal generation, *Eur. J. Clin Pharmacology*; 54:315–321, 1998.

㉔ Evans S.J., Waller, P.C. and Davis S. Use of proportional reporting ratios (PRRs) for signal generation from spontaneous adverse drug reaction reports, *Pharmacoepidem. Drug Safety*, 10:483–486,2001.

㉕ Kock, G.G.. Discussion: Statistical Perspective, *Drug Information Journal*, 25:461–464,1991.

㉖ Enas, G.G.. Making Decisions about Safety in Clinical Trials - The Case for Inferential Statistics, *Drug Information Journal*, 25: 439–446, 1991.

㉗ Huster, W.J. Clinical Trial Adverse Events: The Case for Descriptive Techniques, Drug Information Journal, 25: 447–456, 1991.

是否为特别关注的不良事件，无论其是否严重。

- 对所有可用的临床安全数据（包括临床 AE、实验室数据、选定的体格检查数据，如血压）进行定期评估（盲态、部分盲态或非盲态[28]，视试验情况而定），而不考虑因果关系或严重性；任何相关的非临床数据也应加以审查。
- 主要从临床角度对完成的已揭盲的研究进行安全性评估，包括单个研究和适当的多个研究，但也包括相关的统计分析。

六、因果关系的一致性评估——不良事件与药物不良反应

医药产品潜在安全性问题的识别需要具有快速区分不良事件和不良反应的能力[29][30]。虽然已经对 AE 和 ADR 进行了定义，但尚无可靠区分二者的公认标准，这使得风险评估的这一关键部分变得相对主观（见第Ⅳ章第三节第 2 条）。尽管研究者的因果关系评估有助于对监管报告的分类，也有助于评估罕见或不常见的事件，但是在汇总信息的分析中作用非常有限。已经开发出在个例水平对某些事件的因果关系进行分类的计算方法，如药物诱导的肝损伤[31]，但是尚未得到广泛接受[32]。

既往的 CIOMS 指南、当前的欧盟法规和颁布的美国法规草案建议，核心安全信息，包括用于试验药物的 DCSI 和用于已批准药物的 CCSI，应描述药物不良反应且排除与治疗无明确相关性的事件。DCSI 的目的是为研发的每个阶段提供现有的最佳安全信息。理想状态下我们应该有一套可靠且一致的用于因果关系评估的系统。但是，正如第Ⅳ章中所提及的以及调查结果所反映的情况（附录 3），目前尚无

---

[28] "Partially-blinded" refers to data that are categorized as groups A and B, e.g., without revealing the actual treatment name for each arm.

[29] Hsu, P.H. and Stoll, R.W. Causality Assessment of Adverse Events in Clinical Trials: I. How Good is the Investigator Drug Causality Assessment?. *Drug Information Journal*, 27:377–385, 1993.

[30] Hsu, P.H. and Stoll, R.W. Causality Assessment of Adverse Events in Clinical Trials: II. An Algorithm for Drug Causality Assessment, *Drug Information Journal*, 27:387–394, 1993.

[31] Danan, G. and Benichou, C. Causality assessment of adverse reactions to drugs—A novel method based on the conclusions of international consensus meetings: application to drug-induced liver injuries, *Journal of Clinical Epidemiology*, 46(11):1323–1330, and Benichou, C. Danan, G. and Flahault, A. Causality assessment of adverse reactions to drugs – II. An original model for validation of drug causality assessment methods: case reports with positive rechallenge, *ibid.*, 46(11):1331–1336, 1993.

[32] Stephens, M.D.B.. From Causality Assessment to Product Labeling, *Drug Information Journal*, 31:849–856, 1997.

统一的标准用于确定一个不良事件是否与医药产品之间存在因果关系，是否某个不良事件应该纳入 DCSI 和(或)CCSI 中。

将信息纳入 DCSI 的决定在很大程度上取决于 CIOMS Ⅲ/Ⅴ 工作组报告中描述的阈值概念[33]。阈值概念将在第Ⅶ章第五节做进一步的讨论，包括对以往 CIOMS 建议的修改。

当医药产品联合应用时，无论是固定方案(如 ACE 抑制剂和利尿剂)，还是多药方案的一部分(如癌症化疗或 HIV 的治疗)，对个例和汇总数据中单一药物的 AE 因果关系的评估都变得困难。在缺乏单一药物一致和明确数据的情况下，应针对该联合治疗进行 AE 的因果关系评估。

CIOMS Ⅵ工作组建议，对个例严重不良事件(SAE)的因果关系评估，其主要应用于判断是否向监管部门报告，而不是临床分析。工作组建议，相关性的确定应建立在临床判断与基于所有个例报告的汇总数据分析相结合的基础上，以持续开展信号检测，以及判断是否应纳入在 DCSI 及随后的 CCSI 中。对于不适合采用汇总分析方法的罕见或少见事件，采用研究者因果关系判断，可能十分重要。

七、重要的分析方法

虽然为了监管报告而区分严重和非严重事件是很重要的，但事件的实际医学意义更为重要。尽管对看似严重的不良事件进行更严格的审查是恰当的，但是只有仔细评估所有的 AE/ADR，才能评估医药产品在整个研发过程中的真实安全性。严重 AE 和特别关注的 AE(见第Ⅳ章第三节第4条)应该持续地进行个例和汇总的审查和评估。非严重 AE 也应定期进行严格评估，特别是那些与中止研究治疗相关的事件。

虽然非严重的 AE 通常不会对个案进行常规审查，但在准备研究报告和综合安全性总结时应特别注意。如前所述，对安全性事件的评估和理解可能取决于 AE 报告以外的信息，如体格检查、生命体征、临床实验室检查、心脏电生理学，以及其他研究或非研究结果。

对于与治疗中止相关的 AE，应考虑采用类似的方法。研究人员需要特别注意收集有关这些事件的所有相关信息，可能比实际临床实践中更多。此外，所有退出

---

[33] *Guidelines for Preparing Core Clinical-Safety Information on Drugs*, Report of CIOMS Working Group III/V, Council for International Organizations of Medical Sciences, Geneva, 1999.

研究的受试者都应该仔细询问其原因,包括可能发生的不良事件。申办者有责任及时、批判性地评估这些事件,获得所需的和可用的尽可能多的随访信息,并根据研究人群的已知发病概况和任何其他相关信息(例如,同类其他药物相似的事件)进行分析。检查对照治疗(包括安慰剂)的相应数据,包括停药原因、退出研究的时间和其他因素,可能非常有意义。

八、个例的审核

个例安全报告是安全性分析的基础和基本单位。在整个临床研发过程中,个例安全报告,特别是对严重不良事件的病例审查,对于了解试验药物的安全性有相当大的帮助。在早期临床研发期间,严重和非严重不良事件病例个例的审查可能会对药物的安全性产生相当大的影响。由具有相应资格的专业人员进行的医学审查和判断对于评估个例报告而言至关重要。对一个或多个严重不良事件报告或特别关注的不良事件报告进行慎重和深入的评估,对于检出新的安全信号至关重要。对个例报告的评估需要审查报告的许多因素,并且通常需要额外的或随访的信息。申办者应与研究者合作,以确保提供充分理解所报告事件所需的任何额外信息。患者有关的信息,特别是合并疾病情况、个人和相关家族病史、合并治疗(包括非处方药、特殊饮食、手术、物理治疗、膳食补充剂、草药、顺势疗法和其他替代药物及治疗)均应仔细审查,以确定可能的混杂因素、药物不良反应的风险、可能的药物–药物和药物–疾病相互作用,以及事件的其他潜在原因。个例的评估应在患者人群、研究药物适应证、疾病的自然史、现有治疗方法以及其他获益–风险因素的背景下进行(见第Ⅵ章第一节)。

研究者和申办者应尽可能详细地评估每个病例,以确定导致该事件的因素,然后评估试验药物的因果关系。对于特定类型的事件(如肝损伤、骨髓抑制、严重皮肤事件),使用特定报告表格可促进获取临床评估所需的所有信息[34]。

---

[34] Some examples are provided in "Adverse Drug Reactions—A Practical Guide to Diagnosis and Management", Ed. C. Bénichou, John Wiley & Sons, 1994.

九、汇总报告的定期审查和评估的总体考虑

评估汇总数据以了解不断变化的安全概况,特别是检测潜在的安全信号,需要全面了解医药产品和临床研究患者人群,包括相关人群亚组(如老年人)的现有安全数据,以及特定不良事件的风险因素。虽然定期审查安全信息的汇总数据必不可少,但必须特别关注严重不良事件报告和特别关注的不良事件,并应包括该药物已知的安全信息。例如,在大型和(或)长期研究中,对于正在密切监测的事件(如深静脉血栓形成、心肌梗死),这些事件的发生率应根据受试者暴露情况重新评估,确定观察到的发生率是否与研究人群的自然史、危险因素和潜在发病率一致。在这种情况下,可能需要外部 DSMB,并采用适当的分析方法和终止研究的标准(见附录 5)。

信号的常规检测和评估应基于对汇总数据的定期审查。严重不良事件(SAE)报告和特别关注的不良事件报告,应该可以从安全数据库和临床试验数据库中随时获取。对于这些报告,应按规定的时间间隔生成不同间期的和累积发生率的表格。若已知治疗分组(即揭盲的快速报告,如 ICH 指南 E2A 中所推荐的),应按治疗组对 SAE 发生率进行比较。而更常见的是未知治疗组,有临床意义的 SAE 发生率明显高于研究人群预期(背景率)的发生率,此时,可以采用部分盲法分析以确定治疗组间是否存在明显的、具有临床意义的差异。由此,预先指定评估组间的差异也很重要。这样的分析通常不是必须的,而且也很少需要对单个研究和(或)汇总安全数据进行揭盲分析。另外还应考虑中止治疗的原因和评估显著异常的实验室数据。

尽管暴露于试验药物的受试者数量相对较少,可能会限制亚组分析的使用,但在可能的情况下,应该对剂量、持续时间、性别、年龄以及可能合并的药物和伴随疾病进行分层。此外,在可能和相关的情况下,还应考虑基于其他潜在风险因素的分层。这些方法将在 ICH 指南 E3 和 ICH 指南 M4 中讨论。

十、汇总数据

在汇总数据的时候,需要考虑如下几点。

● 最适当的方式是汇总来自具有相似设计研究的数据(例如,在剂量、持续时间、获取和确定不良事件的方法以及人群)。

● 如果特定不良事件的发生率在汇总数据中的各个研究中显著不同，则汇总分析包含的信息不够。

● 具有罕见不良事件的所有研究数据应单独列出。

● 分析深度的适当性取决于 ADR 的严重程度和因果关系证据的强度。药物相关的严重事件，或者导致停药或剂量改变的事件的发生率存在差异，值得进行更多研究，而其他 ADR 的发生率可能不值得详细分析。

● 对具有极端实验室值（异常值）的受试者进行检查可用于识别具有特定毒性风险的亚组人群。

可用于进行汇总安全数据分析的研究组包括：

● 所有对照研究或者对照研究的亚组。

● 所有安慰剂对照研究。

● 任何阳性对照研究。

● 具有特定阳性对照的研究。

● 特定适应证的研究。

● 所有研究，不包括健康受试者的短期研究。此分组对于评估偶见事件非常有用。

● 所有研究使用特定的给药途径或剂量，或特定的合并治疗。

● 按地理区域或种族划分的研究。

这些分组被认为是关于更常见不良事件的最佳信息来源，并且有可能将药物相关事件与背景事件区分开来。应比较对照组和试验药物组的发生率。还应包括累积剂量、给药时间和持续用药时间。一般而言，在人体药理学研究（Ⅰ期临床研究）暴露于药物的受试者不应包括在汇总数据中，尽管可能有例外（例如，某些肿瘤学研究）。

汇总上面列出的前两类研究较有用处；其他研究的选择可以因药物和受单个研究结果核查的影响而有差异。无论使用何种方法，都应该认识到，对于单个研究的结果来说，任何发生率通常只是对现实的粗略估计。

应注意不要汇总那些以不同方式从患者中获得不良事件的研究（例如，检查表或直接提问或自愿提供；见第Ⅳ章第四节第 1 条）。此外，有些研究可以使用特殊表格收集有关严重或特别关注的不良事件的详细信息。关于这些特定 AE 的报告，不应与研究中的其他类型 AE 报告或不使用此类表格的研究合并。

十一、临床实验室数据的评估

临床实验室检查用于临床试验有三个主要目的：

(1)筛查纳入和排除的受试者

(2)通过早期发现器官毒性来保护受试者

(3)确认试验药物的生理作用或潜在毒性。

然而,临床实验室检查的标准不是为了这些目的而开发,而是用于诊断和监测疾病及个体患者治疗后的反应。

所有实验室检测结果与可疑药物不良反应的潜在指标不同。例如,测量独立变化的多个成分的汇总结果(例如,总白细胞计数,血清总蛋白)作为特定安全性问题标志物,其价值有限。一些实验室检查在抛开特殊患者的总体临床情况下没有意义,比如血清和尿液渗透压(比重、血氯、非空腹血糖)。而其他实验室检查受到受试者个体内在或分析前数据的变异性的影响,以至于大多数个体或汇总数据的变化无法解释(如血脂、γ-谷氨酰转氨酶、血碳酸氢盐)。

各种出版物(见第Ⅵ章第五节)和监管机构指南(如 ICH 指南 E3)对于实验室数据评估方法的讨论超出了本报告的范围。ICH 指南 M4E[35]概述了如何在通用技术文件的有效性部分中呈现临床实验室数据。

有三种主要类型的分析可以简要概述临床试验或临床项目中实验室数据的变化:①集中趋势的度量(例如,组平均值或中位值);②值的范围,以及无异常值或超过限定值的受试者的数量(例如,正常值上限的两倍);③具有个体临床重要异常值。为了描述实验室值随时间的变化,应针对每次研究访视收集的实验室数据进行分析。为了理解这些实验室值的背景,上述分析还应注意那些伴随不良事件的实验室数据,以及导致中止研究药物的实验室数据。

一般而言,总体人群趋势最好使用大型综合比较数据集进行统计学分析,并且最有可能发现临床意义较小的细微变化,但很少能够识别出重要的安全问题。通过分析个体临床重要异常值(参见 ICH 指南 E3)可以检测安全信号,通常称为"重要

---

⑤ ICH Guideline M4, The Common Technical Document For The Registration Of Pharmaceuticals For Human Use. Efficacy - M4E - Clinical Overview And Clinical Summary, Module 5: Clinical Study Reports(http://www.ich.org/).

异常值"。重要异常值是指一个实验室数值满足预先设定的标准,即与参考范围的偏离程度和与一个先前测量值相比的变化幅度,尤其是与暴露于试验药物治疗之前的值的比较。当临床实验室数据提示可能存在安全信号时,可能需要进一步分析。更多讨论请参见第Ⅵ章。

如果临床试验检测值在单独情况下无临床意义(例如,血清氯、尿液 pH 值、尿比重),如果存在测量相同成分的替代方法(例如,血红蛋白和血细胞比容均作为红细胞计数的指标),如果它们在分析上不稳定(例如,碳酸氢盐、酸性磷酸酶),如果它们代表独立变化的多种成分的总值(例如,总的白细胞计数、血清总蛋白),这些临床实验室数据是不应该进行重要异常值分析的。通常不应对衍生值(例如,阴离子间隙、A/G 比值、红细胞计数)进行重要异常值分析。白细胞计数的差异应使用绝对值(即细胞数/单位体积)进行分析,而不应使用相对值(总数的百分比),其他细胞类型的变化可能会对相对值产生虚假的影响。

除了评估单个实验室数据之外,多个实验室测量的异常模式可能存在重要的临床相关性。例如,已发布的药物性肝损伤的指南,部分是基于 ALT、碱性磷酸酶(ALP)和结合胆红素的不同升高模式的组合[36]。也提示如果肝细胞损伤表现为 ALP 和胆红素同时升高,但 ALP 未升高,则死亡率为 10%~15%。这一结果的解释是大量的肝细胞损伤导致胆红素排出减少[37]。这一原则被 FDA 用于评估新药申请的肝毒性[38]、FDA 表示即使是孤立的氨基转移酶和胆红素的升高(即使是亚临床),也可预测随后临床使用中的严重肝损伤(例如,溴芬酸、曲格列酮和曲氟沙星)。虽然这种方法的阳性和阴性预测值仍有待验证,但仍然必须将多变量实验室分析应用于胆汁淤积性和肝细胞药物毒性的鉴别,因为前者通常是相对良性的[39],而后者可能是严重或致命的。

---

[36] Benichou, C. Criteria of drug-induced liver disorders. Report of an international consensus meeting, *Journal of Hepatology*, 11(2):272-276, 1990.

[37] Zimmerman, H. Hepatotoxicity: *The Adverse Effects of Drugs and Other Chemicals on the Liver*, 2nd Ed., Lippincott Williams & Wilkins, 1999.

[38] CDER-PhRMA-AASLD Drug Induced Liver Injury Clinical White Paper. November 2000; http://www.fda.gov/cder/livertox/clinical.pdf

[39] Velayudham, L.S. and Farrell, G.C. Drug-induced cholestasis: Expert Opinion. *Drug Safety*, 2 (3):287-304,2003.

十二、总体获益–风险考虑

没有一套风险评估标准可以或应该适用于每个研究药物;相反,标准将取决于药物类型和诸多其他因素。

1.药物的预期用途

- 预防疾病或改变生理功能(例如,疫苗、激素类避孕药)。
- 诊断(造影剂,放射性同位素)。
- 对症治疗(镇痛药)。
- 治愈(抗菌治疗)。

2.疾病的性质

- 急性非危及生命的疾病(抗生素)。
- 慢性病(降压药、降糖药)。
- 急性危及生命的疾病(生物反应调节剂、溶栓药)。
- 慢性危及生命的疾病(细胞毒性或抗逆转录病毒药物)。

3.其他治疗选择

在评估风险重要性的时候, 将风险置于受试者或预期的目标人群可接受的条件下进行评估有较大价值。尚无标准方法来评估或衡量"可接受的风险水平",但这个问题必须在整个临床研发过程中得到解决。患者接受一定程度风险的意愿,可能与申办者或监管者在患者立场角度所表现的不同。因此,必须考虑疾病适应证、药物的安全性、产品的疗效和其他可能的治疗选择。风险认知和接受以及个人的获益–风险平衡可能受到强烈的文化和种族因素的影响。尽管缺乏经过验证的评估指标或方法,但应与监管机构、疾病专家,以及在可能情况下与个体患者或患者/疾病倡导组织讨论"可接受的风险"的概念。

十三、汇总分析和研发期间核心安全信息(DCSI)

应该使用一致的逻辑原理,来确定研究人群中观察到的不良事件何时应被视为可归因于医药产品,并因此纳入到 DCSI 中;若研究数据库确认其为 ADR,则应在上市药物的 CCSI 中体现(见第Ⅳ章第二节)。应在适当的时候将完成的每项研究结果与先前的研究结果进行比较,以确定是否观察到一致的模式或趋势。如第Ⅵ章所述,AE 数据的推论统计方法和治疗组之间的数值比较可能用途有限, 且与临床相关;然而,描述性统计方法可能提供有用的信息,特别是在多个研究或对照人群中存在可比较数据的情况下,例如,来自类似研究的合并安慰剂组。

　　根据汇总数据,临床判断对于确定何时提高 DCSI 信息的阈值至关重要。证据的重要性取决于多种因素,包括治疗组之间的差异(或与未治疗相比)、医药产品的性质,包括动物毒理学和药代动力学数据,其他类似化学或治疗类别产品的经验,以及相关人群的流行病学资料。谨慎起见,若 AE 对受试者或患者产生严重不良后果的可能性越大,则纳入的阈值越低(即需要满足的纳入标准较少和不太严格)。

VI

临床试验安全数据的统计分析

一、引言

在临床试验设计和分析中统计学的应用主要集中在使用推断和描述性方法以确认药物有效性。证明药物有效性通常是单个试验和研发项目的主要目标,同时希望其不存在不可接受的毒性。在评估安全数据时,统计分析人员和应用统计学方法是必不可少的,但遗憾的是他们并没有得到足够的重视。第 V 章概述了利用临床试验产生的数据进行风险分析的原则;对于正确看待药物的绝对和相对安全性来说,使用最适当的统计学方法来分析和呈现数据也全关重要。在药物研发的早期阶段 (Ⅰ期试验和Ⅱ期试验早期),安全性评估大部分取决于对个例的评估。然而,随着数据库数据的增加,汇总分析变得越来越重要,这正是统计学方法发挥关键作用之处。相比有效性,应用统计学方法来分析安全数据的技术和方法尚未得到充分开发,即便是在已发表的文献中,不良事件数据分析的不合理或不完整的情况也并不少见[①]。在研发期间药物的注册申报方面,情况往往较好,但应关注确保临床试验的文章符合高标准[②]。CONSORT(试验报告统一标准)工作组声明一个重要的新延展,即意识到有效性是一个主要的关注点,并试图调整重新达

[①] 举例,参见 Ioannidis, J. P. A. and Lau, J. Completeness of safety reporting in randomized trials—an evaluation of seven medical areas. *Journal of the American Medical Association*, 285:437–443, 2001, and Ioannidis, J.P.A. and Contopoulos–Ioannidis, D. G. Reporting of safety data from randomised trials, Lancet 352:1752–3, 1998.

[②] McPherson, K. and Hemminki, E. Synthesising licensing data to assess drug safety. *Brit. Med.* J., 328:518–20.

到新的平衡③。

由于以上主题的宽泛性和复杂性，本章并不能作为安全数据统计学分析的手册，但突出了在分析时需要注意考虑的几个关键点，以及我们认为可能没有被充分了解或认识到的领域。目前至少有一本出版物中讨论了临床试验安全数据的生物统计学④，也有数篇关于这个主题的综述论文⑤；本章将会给出关于该主题的推荐参考文献。重点探讨有效性指标的书籍也会有帮助，因为大部分原则同样适用于安全数据⑥。

当然，这种资料并不能代替专业的统计分析人员；但它的目的是让那些没有受过统计学训练的人了解一些基本的方法和技巧。此外，本章所使用的各种统计学术语和术语的定义表，详见附录1。

临床试验的设计、分析和报告需要专业的统计学支持；每个阶段都应考虑与安全性有关的统计问题。

在进行统计分析并评估其结果时，要记住，单独的统计学关联（P值或其他指标）可能并不具有临床价值，这一点很重要。在随机试验中，这些统计学方法在检验因果关系方面有很大的优势，但也不可避免地存在不确定性。统计学方法的优势即在于这种不确定性能够被量化。因此，这些问题也需要临床医生的参与和见解。尽管决策分析是现代统计学思维的一个重要层面，其在药物安全性监测方面的应用

---

③ Ioannidis, J.P., Evans, S.J., Gotzsche, P.C., O'Neill, R.T., Altman, D.G., Schulz, K. and Moher, D. CONSORT Group. Better reporting of harms in randomized trials: an extension of the CONSORT statement. *Ann. Internal Med.*, 2004;141:781-8. For the original statement see- http://www.consort-statement.org/ and for the revised, see http://www.consort-statement.org/statement/revisedstatement.htm#app

④ Solgliero-Gilbert, G.(Ed.), *Drug Safety Assessment in Clinical Trials*, Marcel Dekker, New York,1993.

⑤ For example, O'Neill, R.. T.. Statistical analyses of adverse event data from clinical trials. Special emphasis on serious events. *Drug Information Journal*, 21:9-20,1987; O'Neill, R. T. Assessment of Safety, Chapter 13 in *Biopharmaceutical Statistics for Drug Development*, Karl E. Peace, Ed., Marcel Decker, New York, 1988; and Gait, J. E., Smith, S. and Brown, S. Evaluation of Safety Data from Controlled Clinical Trials: the Clinical Principles Explained, *Drug Information Journal*, 34:273-287,2000.

⑥ Altman, D.G. *Practical Statistics for Medical Research*, Chapman and Hall, London, 1991; Pocock, S.J. *Clinical Trials: A Practical Approach*, Wiley, Chichester, 1983; Piantadosi, S. *Clinical Trials: A Methodologic Perspective*, Wiley, Chichester, 1997. For encyclopedic style works, see Day, S. *Dictionary for Clinical Trials*. Wiley, Chichester, 1999 or Redmond, C. and Colton, T.(Eds). *Biostatistics in Clinical Trials*, Wiley, Chichester, 2001.

尚未得到充分开发,而且即使得到进一步开发,仍将需要进行医学判断,而不是机械地依赖于一个量化数值的大小,例如假设检验的 P 值。统计学方法是分析过程中的工具,但绝不是过程本身。对统计学意义的检验必须与临床意义的检验相结合。本章集中讨论那些人们不期望的不良反应,但这些不良反应应该在药物获益的背景下进行考虑。有人试图用数学或统计学术语来评估获益-风险平衡[7],但这些方法尚不成熟,甚至对其是否有用尚未达成共识,因此在此不做讨论。

二、临床安全数据分析中统计学的应用

统计学在进行比较和反映不确定性方面起着关键作用。考虑到偶然性在分析结果中发挥主要作用的可能,正确使用推论统计方法有助于发现真正的问题,并适当谨慎地处理产生的影响。

统计学分析的目的在于以一种便于理解药物不良反应的方式来呈现数据,并弄清楚结果的变异是否可能是由于偶然,或者重要的不良反应是否可能与某种药物相关。当数据不足以得出安全性结论时,必须承认这一点,即"没有证据并不等同于证据是不存在的"。在这种情况下,使用描述性方法和设计良好的图形将有助于表达相关含义。

一组数据的集合,其中的不确定性几乎完全依赖于所分析个体的样本量。因此,发现一项研究中个体内和个体间差异的因果关系的能力,取决于样本量;如果要给研究结果赋予一定程度的确定性,那么不良反应越是微小或罕见,需要的样本量就越大。举个例子,在统计学分析的典型标准($\alpha=5\%$,检验效能 90%)下[8],如果一个事件在研究人群中的背景发生率是 0.1%(1/1000),那么为了可信地检测试验性药物的相对风险 2.0(2/1000),则该研究在安慰剂组和试验药物组各需要约 31 000 例患者!

---

[7] E. g., a recent paper is Holden, W. L., Juhaeri, J. and Dai, W. Benefit−risk analysis: a proposal using quantitative methods, *Pharmacoepidemiol. Drug Safety*, 12:611−6,2003; 以及一篇回顾 Holden, W. L. Benefit−risk analysis: a brief review and proposed quantitative approaches, *ibid.*, 26: 853−62,2003.

[8] Reminder: the α−level is the boundary for rejection of the null−hypothesis (that there are no real differences between the data). At a 0.05 level, the chance of a false−positive fi nding is 5%; conversely the chance of a true negative is 1−α, or 95%. Finding a false−positive result when the null−hypothesis is actually true is referred to as a Type Ⅰ error.

临床试验的不同阶段可能需要不同的统计学应用，但与变异和不确定性相关的基本原理在每个阶段都适用。如上所述，除了推论性统计学方法，描述性统计学方法在数据评估方面也有重要的作用，特别是在使用图形和其他结果展示方式时。以下介绍一些较好的实践性建议。

统计学方法在临床试验的如下阶段都可应用。

方案设计。统计分析目标应与统计分析计划一同确定。这就意味着，如果期望能证实有效性且未发现不可接受的伤害，那么在试验中需要纳入足够数量的患者（检验效能和样本量）。可以用不同的方法，对不同的安全性变量进行分析，但如果不清楚这种分析是否为事先计划好的，对结果的真实不确定程度就很容易被误导。制定分析计划有助于解决这一问题，但必须注意不要过分依赖于预先指定的分析，以免遗漏安全性问题。该计划还应描述处理缺失数据的拟定策略。如果计划进行中期分析，特别是那些需要揭盲治疗编码的中期分析，则需要特别考虑且应该在方案中予以讨论。此类分析需要特殊的统计学方法[9]。

需要注意的是，除非某个研究中设计并计划进行某些分析，否则它们可能没有足够的检验效能来进行分析，或者结果的解释可能会因为进行了计划外的分析而受到影响。可能影响统计学显著性检验的计划外分析是大量存在的。

试验中。作为试验过程中安全性监测的一部分，对于任何可能的中期分析，必须将数据合并并清楚地显示，以便最大限度地检验任何非预期的和少见的结果。考虑中止试验或修订试验方案时，上述做法尤为重要，以保证做出的任何决定都具有一定的基础，并且将其对最终报告分析的影响也考虑在内。

最终分析和试验报告的撰写和发表。比较主要是在治疗组之间进行（对于实验室数据、特定的 AE、AE 的分类、中止治疗的患者数量、至发生 AE 或退出试验的时间）。患者自身的变化，如随访结果相对基线的变化，通常需要有对照组进行对比，从而获得比较合理的解释，这主要是因为难以区分治疗效果与时间效应，以及时间依赖性对结果的影响（例如，至发生 AE 或停药的时间）。亚组分析（例如，按年龄和性别分类的 AE）应更加谨慎；对此类结果的错误解释是造成医学领域科学性错误

---

[9] Jennison, B. W. and Turnbull, B. W. *Group Sequential Methods with Applications to Clinical Trials*, Chapman & Hall/CRC Press, 1999; Whitehead, J. *The Design and Analysis of Sequential Clinical Trials*, Second Edition, Chichester: Wiley, London, 1997. For a Bayesian approach, see Grossman J., Parmar, M.K., Spiegelhalter, D.J. and Freedman, L.S. A unified method for monitoring and analysing controlled trials, *Stats. in Med.*, 13:1815–26, 1994.

的主要原因[⑩]。

合并不同试验的数据时。为了提供安全信息的概述,可以采用 Meta 分析对不同试验的结果进行汇总分析[⑪],从而对不同治疗组进行比较。另外,对几项试验数据的简单描述或图形汇总可能也有启示作用。不同个体系统检查的结果,可以寻找在单个试验中不容易看到的可能影响。

尽管大多数Ⅱ期和Ⅲ期试验是随机、双盲的,但这里讨论的统计学原则同样适用于非随机、非对照研究。大多数的比较试验设计有平行治疗组,但也可以使用交叉设计。分析交叉研究需要有不同的方法,且安全数据的解释需要特别谨慎。不良反应可能在给药一段时间后才被发现(例如,潜在不良反应),而且可能被错误地归因于交叉试验治疗期间的后续治疗。即使在治疗组之间有洗脱期,也可能不足以消除任何延迟效应。因此,尽管交叉试验中容易发现即刻效应并予以比较,但是治疗所致的延迟效应很难被发现。

除考虑试验设计或试验分期外,使用适当的统计工具可以且应该在治疗组内和组间进行多种比较,这取决于收集的数据的类型和数量。典型的比较分析包括治疗组间特定 AE、AE 的分类(例如,不同的器官系统)和实验室数据的比较;亚组结果(年龄、性别等);时间依赖现象(至发生 AE 的时间、至停药时间等);试验组间数据汇总。下文将详细介绍部分分析方法。本章讲述的是两组之间的比较,但同样的方法可以扩展到多个治疗组的试验。对于同一药物不同剂量比较的研究,可以使用剂量趋势的方法,一般而言两组之间比较结果的解释最为简单。

有关安全性分析类型及如何呈现数据的建议,参见 ICH 指南 E3(临床试验报告的结构和内容)和 M4(通用技术文档或 CTD)[⑫];另一个来源是美国 FDA 关于新药上市申请中安全数据内部机构审查的指导意见[⑬]。如 ICH 指南 E3 和 E9(临床试

---

⑩ Brookes, S. T., Whitley, E., Peters, T. J., Mulheran, P. A., Egger, M. and Davey Smith, G. Subgroup analyses in randomised controlled trials: quantifying the risks of false-positives and false-negatives. *Health Technol. Assess.*, 5:1–56,2001.

⑪ For example, Lee, M-L. T. and R. Lazarus. Meta-analysis of drug safety data with logistic regression. *Drug Information Journal*, 31:1189–1193,1997.

⑫ For the complete documents, go to www.ich.org. Clinical safety issues in M4 are found under the Effi cacy heading.

⑬ See FDA's Clinical Review Template(CDER, Offi ce of the Center Director), Section 7.0 Integrated Review of Safety(http://www.fda.gov/cder/mapp/6010.3.pdf; effective 9 July 2004) and the more detailed Reviewer Guidance: Conducting a Clinical Safety Review of a New Product Application and Preparing a Report on the Review(January 2005; see http://www.fda.gov/cder/guidance/3580fnl.pdf).

验的统计学原则)中所述,在本章结尾(第十节)提供安全数据的统计问题指南[14]。

三、意向性分析原则

"意向性分析"(ITT)原则,可能大多数读者对其与随机试验有效性数据分析相关的内容较熟悉,但可能不太熟悉此原则在安全数据中的应用。意向性分析意味着不同的研究组将使用经随机分配的治疗方法进行比较,无论他们是否接受了随机治疗,或者他们是否继续接受治疗,或者提前退出试验。建议至少进行一次 ITT 安全性分析[15]。这强调了第Ⅳ章的观点,即对于提前退出治疗的患者,应尽可能收集数据至研究终点,但这一建议尤其适用于对疗效的分析。最近已经提出了关于如何创建和使用 ITT 分析的"全分析"数据集的方法[16]。CONSORT 工作组(见前文脚注[3])也建议将 ITT 分析应用于不良事件数据的分析。

使用 ITT 分析的基本原理是保持原始随机化治疗组的可比性。部分患者因各种原因退出,产生一种或另一种结局,排除退出的患者将会使结果产生偏倚。因其结果可能有利于试验药物,故该有效性分析将被认为存在问题。因此,ITT 分析被认为是最保守的方法。

尽管 ITT 分析被认为在有效性分析方面是保守的,但在分析不良事件数据方面并不保守,在这些数据中,结果将会产生偏倚,一般而言,将导致两组之间无差异(换言之,结果趋向于减小组间差异)。其他的分析方法,例如仅包括接受最低剂量研究药物的患者,可能更适合安全性分析。然而,这些方法也可能产生偏倚,而且这种偏倚的方向是未知的,因为停止治疗的原因与关注的结局之间的关系(如有)通常是未知的。它们可能会夸大或减小治疗组之间的差异。

因为 ITT 分析倾向于减小组间差异(不仅针对有效性指标,也针对不良反应),因此使用生存分析方法(如后文所述)和"审查"一些数据(例如,分析中排除当时结局尚未知的患者)可能会非常有用。

---

[14] For more discussion on ICH E9, see Phillips, A., Ebbutt, A., France, L. and Morgan, D. The ICH Guideline "Statistical Principles for Clinical Trials": Issues in applying the guideline in practice, *Drug Information Journal*, 34:337–348, 2000.

[15] Peto R., *et al.*, Design and analysis of randomized clinical trials requiring prolonged observation of each patient. II. Analysis and examples, *Br. J. Cancer* 35:1–39, 1977.

[16] Stewart, W. H. Basing Intention–to–Treat on Cause and Effect Criteria, *Drug Information Journal*, 38:361–369, 2004.

通常情况下,不良反应分析会排除那些不服用任何剂量研究药物的患者。这并不意味着对不良事件的绝对发生率的估计更可靠,而是意味着将这些患者纳入治疗组和对照组的比较分析中可能会造成偏倚。应仔细检查不依从的原因。

四、安全性分析中的一些关键问题

显然,应该使用最普遍接受的统计学方法来分析和呈现安全数据,但正如已经指出的,安全数据未受到像有效性数据那样多的关注。因此,对适当的统计学方法的知识和经验可能并不足够。

需要关注的与安全性分析相关的一些关键问题如下。

● **检验效能**。通常情况下,在治疗组和对照组之间发现重要不良反应(通常比较罕见)显著性统计学差异的检测能力很低。大多数试验,甚至是多个试验数据的汇总,都不足以可靠地检测或分析这些不良事件。

● **多重性**。对相同的数据集可以且应该经常进行多重分析,例如,针对多个时间点和多个变量进行分析。多重性会影响统计分析,尤其是 P 值的计算,因其可能会对不良反应进行多种不同的比较分析。有效性变量是预先定义的,并且仅限于对正在研究的疾病的部分效应。各种可能的不良反应的数量可达数百甚至数千种,致使对每一种可能的结果进行单独比较会产生大量的分析。下面给出了一些关于多重分析影响的指标,但是这个领域通常需要统计学专家的帮助。

● **医学分类**。将不良事件按类别分组很困难。如分组过细,则会导致同类型事件数量太少,无法进行组间有意义的统计比较;如果分组过宽(组中有较多的不良事件数量,可避免第一个问题),则会掩盖可能的安全性问题。这是因为大量与研究治疗无关的不良事件可能隐藏某种特定的不良反应。另一个挑战是决定是否要将一例患者的不同事件术语视为综合征(做出具体诊断)。这需要医学判断,分析的结果也需要谨慎地解释,而不是依赖于统计学检验的结果。真实的不良反应通常用几个不同的术语来描述,属于不同的器官系统;这些可以被描述为多维度分析,这使得统计分析更加复杂且已预先指定。第Ⅳ章讨论了使用编码词典来描述医学事件,使用不同的编码词典或词典中不同水平的术语会导致统计问题。

● **时间依赖性**。应将不良反应作为用药时间的函数进行仔细检查。单纯计算发生率(如 AE 或停药等事件的数量除以治疗的患者数)可能极具误导性,并掩盖与治疗相关的真正风险。

目前使用的安全数据分析方法有时过于简单，并未考虑到不良反应的主要特征。例如，某些不良反应在治疗后迅速发生，如果用药早期未发生，则后期也不太可能发生。过敏反应即属于此类典型的不良反应。有些不良反应会在治疗持续较长时间后或治疗后很长一段时间才会有临床表现，如甲亢或癌症。最极端的案例是服用己烯雌酚的孕妇，其女儿罹患癌症。因此，不同的发生时间谱是 ADR 分类的一个重要方面[17]，而我们通常在统计分析中不会考虑这一点。

五、对连续测量结果进行统计分析的有效方法：实验室检查

分析方法需要有尽可能高的灵敏度，同时考虑上述多重性相关问题。应使用最好的方法来分析临床相关结果的替代指标。在整个研究过程中进行以监测为主的实验室检查［如肝功能检查(LET)］，应该使用连续数据和二分类数据(仅由两个类别组成的数据，如有/无、活着/死亡等)进行分析。将连续指标转换为二分类指标将会丢失信息，例如，将大于 3 倍正常上限定为 LET 升高的标准；虽然二分类指标在临床实践中是一个有用的指标，但由于这种较大的变化比较罕见，经常无法在组间显示显著的统计学差异。对连续数据进行适当的分析(在多个时间点上的值)，即使是在极端值很少的情况下，也很可能会出现显著的统计学差异。

可能的情况下，最好对照基线值来分析实验室数据[18]。最有效的方法通常是使用基线值(或多次测量值的平均值)作为协变量，治疗后实验室检查值(或多次测量值的平均值)作为分析的应变量。也可以用基线值作为协变量来分析治疗前后的变化，这需要协方差分析(ANCOVA)，具体请参考统计学教科书[19]。监测不良反应的实践中，实验室检查值的分析可能使用的是治疗后的最大(或极端)值。这对于肝功能检查(例如，AST 或 ALT)尤其适用，将特定患者的最高值作为分析的变量。也可以在这种情况下使用协方差分析，但需要谨慎地解释其结果；对极端值的分析比假定值更容易受到偶然变化的影响。使用连续指标并非总是能代替与临床事件相关的异常高值(例如，ALT>5 倍正常上限)。这些二分类变量(AE 发生或不发生)的比较

---

[17] Aronson, J. K. and Ferner, R. E. Joining the DoTS: New approach to classifying adverse drug reactions, *Brit. Med. J.*, 327:1222–5, 2003.

[18] Frison, L. and Pocock, S. J. Repeated measures in clinical trials: analysis using mean summary statistics and its implications for design, *Statistics in Medicine*, 11:1685–704, 1992.

[19] A classic text is: Snedecor, G. and Cochran, W. *Statistical Methods*, 8th ed., Iowa State University Press(1989).

通常不会有很高的统计效能,但是对引起的潜在问题的关注方面可能很重要。

分析监测不良反应的实验室数据是在测量两次临床相关值或变化值基础上完成的,但也应使用协方差分析来比较平均值,因为它可能对检测真正的不良反应具有更高的敏感性。

每个试验受试者的基线–治疗值的散点图可以显示偏离平均值的情况,并且无论是绝对值还是较大的数值变化,都更容易发现偏离值,如图 6.1 所示。这些点可以被自动标记为患者 ID 或试验组。本图将对照组患者的点标记为○,治疗组患者标记为 X。该图显示治疗组在治疗后的值更高,呈现一定的趋势。可使用简单的 t 检验来比较一个组内的基线值和最终值,但是如上所述,以基线值作为协变量使用ANCOVA 分析方法能更有效地比较治疗组和对照组之间的变化。此图表示,t 检验在平均值方面出现了显著的统计学差异(P=0.01),而 ANCOVA 分析 P=0.001,表明ANCOVA 分析方法统计学差异更显著。但如果将临床上的显著性差异水平设定为数值超过 6,那么对照组为 0/39,而试验组为 3/41,两组远未达到显著的统计学差异(Fisher 精确检验 P=0.24)。这表明,仅仅使用临界值二分类法检出组间差异的检查效能最低。

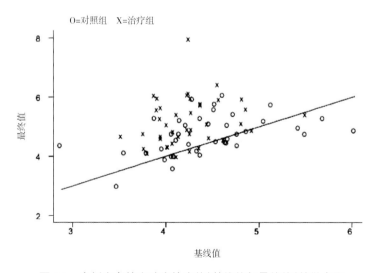

图 6.1　个例患者的实验室检查值(基线值与最终值)的散点图

图中的点显示基线值和治疗后的最终值。对角线代表基线值等于治疗后的最终值。

ICH 指南 E3 建议进行应采用连续型数据分析,而不仅仅是二分类数据进行分析,但没有提供统计学方法的建议。

在实验室检查结果的基础上,发现组间的显著差异不一定能显示因果关系,而应该使用最有效的统计分析,以便发现早期体征和对器官的损害。平均值的趋势可以作为罕见的、临床上重要的个体变化的替代指标。如果仅仅进行了临床相关的个体患者变化的组间差异分析,如 3~10 倍为正常上限,那么这样的分析可能统计效能较小,并且不能检测出真实的问题。另一方面,对极端值的关注也是很有用的,因为尽管绝大多数患者检测值的变化没有意义,但可能会有一些极高值是由药物引起。本章后面的篇幅将讨论二分类数据的处理,即某一个体是否发生了不良事件。处理连续型实验室数据的进一步阐述见 Chuang-Stein 的文章[20]。

六、二分类数据的统计学处理

本节将讨论如何分析二分类数据的几个关键问题:需要的统计效能,“单侧”统计检验与“双侧”统计检验之间的区别和使用,进行多重分析的问题(多重性),使用二分类数据的一般方法,置信区间的含义和值,以及时间对治疗影响的重要性。

1.统计效能考虑

统计效能是指统计学检测出真实效应的能力。如果仅对少数患者进行研究,那么真实的效应很容易被遗漏。同样,如果不良反应的绝对发生率非常低,如医学事件非常罕见,那么即使是在治疗组中,检验效能也将很低。一项研究的检验效能取决于待研究的各组的样本量;关注的不良反应的基线或背景发生率,即对照组的预期发生率;以及组间关注的不良反应发生率的变化(如增加一倍或两倍)。检验效能也取决于“P 值”,即统计显著性的设定值,通常为 0.05。如果允许多重检验(见后文),那么这个 P 值可能会小得多,因此将更难得出该不良反应的显著统计学差异,因此统计效能将会更低。

虽然 ICH 指南并非强制要求,但对于治疗非危及生命的慢性疾病的药物研发项目来说,预期至少需要 1500 例患者接受新药治疗,且对约 100 例患者随访至少一年(参见 ICH 指南 E1)。由于数量有限,治疗组将无法检测出不常见的或罕见的

---

[20] Chuang-Stein, C., Le, V. and Chen, W. Recent advancements in the analysis and presentation of safety data. *Drug Information Journal*, 35:377-397, 2001.

ADR 的显著统计学差异(即发生率小于 1/1000)。因此,统计分析的主要目的是表示潜在 ADR 的真实发生率存在不确定性。第 V 章的引言中讨论了纳入患者数量的标准,并指出在上市前的完整数据集中可能观察到一些罕见的不良事件。问题在于此事件可能被轻易地归因为背景发生率或是该药物治疗的疾病。

例如,每组 1500 例的试验仅有 56% 的检验效能检测出 ADR 风险 1/100 与 1/50(1%对 2%)之间的显著统计学差异。换言之,在 56% 的类似试验中,可以得出有显著统计学差异的结论,但在 44% 的试验中,无法得出显著统计学差异,真实的不良反应可能因为统计分析被忽略为背景发生率。但是,1% 与 3% 之间三倍的差异将有良好的(97%)检验效能。如果每组 1500 例,对照组的发生率仅为 0.1%(1/1000),那么检验 5 倍发生率的能力为 39%,而检测 10 倍发生率(1%)的能力为 87%(假定使用的 P 值是常用的 0.05)。

很明显,对患者数量少的单个研究进行统计评估的检验效能更小,其问题则更大。例如,每组 100 例,检测发生率 1%~2% 之间差异的能力将小于 2.5%;检测发生率 10% 与 25% 之间差异的检验效能仅达到一个合理的水平(75%)。这意味着对小规模试验的分析很少能提供有用的结果,除非关注的事件发生率很高,或可通过 Meta 分析或合并严重不常见事件的对照组来对数据进行合并(见后文)。

2.单侧与双侧检验

P=0.05 的应用通常基于这样的假设:治疗组的效应在两个方向上的分布概率是相同的,这被称为双侧(双尾)假设检验。换言之,相对于对照组,新药治疗组中发生率的增加与降低的概率是相同的。另一方面,如果仅认为效应增加是相关的,那么只有该方向的差异才是有意义的,所以 P 值应该是 0.025 而不是 0.05;这就称为单侧检验。统计学上,P=0.025 的单侧检验与 P=0.05 的双侧检验相同。但是,发现新药没有发生对照组中发生的不良反应是非常有意义的。因此,方案中应始终规定允许增加或减少不良反应发生率的统计检验。建议所有安全数据相关的统计检验都在双侧假设检验的基础上完成。

3.多重性的后果

方案的设计是为了尽量减少 Ⅰ 类错误(即疗效假阳性),并且在单个研究中不建议多重假设检验。但是,潜在的不良事件类型非常多,因此以常规方式对多重检验进行校正将意味着不可能得出任何结论。因此,多重检验很少使用常规的方法。每个主要的医学事件分类都有 20 多个"系统器官分类"(SOC)。统计检验

通常以 P 值 0.05 作为临界值检验结果的显著统计学差异。这个 P 值适用于单个显著性检验。如果对同一组数据进行两次独立检验(例如,检验两个 SOC 中的两种类型的 AE 中的任何一种),那么其中一个显著性的概率不再是 0.05,而是接近 0.1 (2×0.05)。为了确保结果显著性的总概率保持在 0.05,那么每个检验的临界值必须为 0.025。这种方法称为"Bonferroni 校正"。

如果按照 SOC 进行 AE 分组,并且对每个 SOC 进行一次检验,则将进行 20 次检验。如果使用 0.05 的临界值,那么很有可能这些检验中至少有一个差异存在显著性。这意味着每个检验需要在 0.05/20=0.0025 的水平进行检验,否则单个检验在 0.05 的显著统计学差异的可能性很高(0.64)。如果相较 SOC 水平的分组更细,可能有 100 组不同的 AE 分类,并且 100 组中的每一组均进行治疗组和对照组之间的 AE 发生率比较的统计检验,那么发生假阳性效应(Ⅰ类错误)的可能性更高。遗憾的是,统计显著性的临界值越严格,付出的代价可能越大。

这个代价使真实效应达到显著统计学差异变得更加困难,为了具有显著统计学差异,组间 AE 发生率将不得不具有非常大的差异。因此,如果通过降低统计临界值水平来调整多重比较,将不可避免地增加发生假阴性的可能性。这种情况的假阴性称为Ⅱ类错误。这意味着当存在真实不良反应时,我们无法在统计学上发现该不良反应的组间显著统计学差异。这种情况描述为低效能。Ⅱ类错误的概率是(1-检验效能)。与检验效能一样,它取决于不良反应的背景发生率和差异的大小。

在实践中,通常不进行显著性检验多重比较的调整,而 $P<0.05$ 的显著统计学差异的结果可能是更值得仔细探索真实不良反应的信号。

既然我们一直担心监测不良反应的统计分析缺乏检验效能,那么对多重比较进行调整,应使用比"Bonferroni 校正"更灵敏的方法,即检验效能不会降低太多的方法。讨论这些高级统计方法超出了本章的范围,但有可供参考的文献[21][22][23]。

---

[21] Simes, R. J. An improved Bonferroni procedure for multiple tests of significance. Biometrika, 73:751–4, 1986 and Ludbrook, J. Multiple comparison procedures updated. *Clinical and Experimental Pharmacology and Physiology*, 25:1032–7,1998.

[22] Benjamini, Y. and Hochberg, Y. Controlling the false discovery rate: a practical and powerful approach to multiple testing. *J. Royal Stat. Soc. Series B*, 57:289–300,1995.

[23] Lin, K. K. and Rahman, M.A. Overall false positive rates in tests for linear trend in tumor incidence in animal carcinogenicity studies of new drugs, *J. Biopharm. Stat.*, 8:1–15,1998(also, see discussion pp. 17–22).

4.使用二分类数据的一般方法

受试者通常被随机分配到平行的试验治疗组或对照组。在交叉试验中,受试者会随机分配到一种治疗顺序,例如,开始为对照组,然后是试验治疗组。如前所述,特殊的分析方法适用于交叉试验,这里不予讨论。

假设试验治疗组中 a 个受试者出现所关注的 AE,而 b 个受试者未出现关注的 AE;对照组对应的分别是 c 和 d。表 6.1 显示了 2×2 布局中的数据(2×2 列联表)。

表 6.1　按治疗组划分的不良事件的发生情况

	有 AE	无 AE	总计
试验组	a	b	a+b
对照组	c	d	c+d

在试验期间发生该事件的试验药物组患者比例=a/(a+b)。对照组的比例是 c/(c+d)。统计显著性检验可帮助确定差异仅为偶然发生而非真正的差异。这些比例称为该不良事件的风险。这种比例的差异称为风险差异或绝对风险差异。风险和风险差异可用百分比表示,但最好将它们表示为比例。比较比例的主要统计检验方法是相对熟悉的卡方检验。这是假设试验组和对照组之间在不良事件比例(风险)方面没有差异的统计检验。该检验在公式中使用表中四个单元格中的四个数字即 a、b、c、d,该公式允许计算 P 值。考虑表格的数目较多,检验对数据做出了一些假设。不做这些假设的另一种方法称为"Fisher 精确检验"。这两种方法是对零假设的检验,即两组中 AE 的比例相等,也就是比例差异为零。组间 AE 比例的差异足够大时,结果具有显著统计学差异($P<0.05$)。

试验组和对照组之间的差异大小也可以用相对性的术语表示。其中两个相对指标是比值比(OR)和相对风险度(RR)。治疗组中不良事件的比值是 a:b,而对照组的比值是 c:d。

比值比(OR)为:(a/b)(c/d)=ad/bc

比例的比值是风险比值,也称为相对风险(RR)。如果两组之间无差异,则这个比值是 1。这些指标在上市后的应用很常见,其中自发性报告的分析使用了上述类型的 2×2 表格。与临床试验中发生不良反应的患者人数可准确获知不同,自发报告唯一有效的计算方法是"报告率",反映的是接收到报告的数量,而非真实发生 AE

的患者人数。"报告比值比"[24][25]和"比例报告比值比"(PRR)在计算方法上与相对风险度相似。

上述例子中 RR 是〔a/(a+b)〕/〔c/(c+d)〕。可以看出,如果 a 比 b 小得多,并且 c 远小于 d(一种罕见的不良反应),那么(a+b 接近于 b)且(c+d 接近于 d);在这种情况下,处理罕见事件时,OR 和 RR 大致相等。

以一个特殊的大规模临床试验为例,在妇女健康倡议(WHI[26])研究中比较雌激素药物(E)和安慰剂所产生的卒中的数据(见表 6.2)。

表 6.2　治疗组卒中的发生情况(WHI 研究)

	有卒中	无卒中	总计
E	158	5152	5310
安慰剂	118	5311	5429

发生卒中的比例是:

雌激素组(158/5310)=0.029765,

安慰剂组(118/5429)=0.021735。

比例差异为 0.008030,四舍五入后为 0.008 或 0.01%。

发生卒中的比值是:

雌激素组是(158/5152)=0.03067,

安慰剂组是(118/5311)=0.02222。

比值比是 1.38,相对风险度是 1.37。

如果组间比例没有差异,卡方检验将每组观察到的实际数量与预期数量进行比较,该试验比值为 1。该数据表中简单的卡方值=6.9,相关的 P 值=0.0086。因此,

[24] van Puijenbroek, E. P., Bate, A., Leufkens, H.G., Lindquist, M., Orre, R. and Egberts, A. C. A comparison of measures of disproportionality for signal detection in spontaneous reporting systems for adverse drug reactions. *Pharmacoepidemiology and Drug Safety*, 11:3–10, 2002.

[25] Evans, S. J., Waller, P. C. and Davis, S. Use of proportional reporting ratios(PRRs) for signal generation from spontaneous adverse drug reaction reports. *Pharmacoepidemiology and Drug Safety*, 10:483–6, 2001.

[26] Anderson G. L., *et al*. Effects of conjugated equine estrogen in postmenopausal women with hysterectomy: the Women's Health Initiative randomized controlled trial. J. Am. Med. Assoc., 291: 1701–12, 2004.

这些数据得出的结论是,卒中风险在组间的差异具显著统计学差异,建议报告确切的 P 值,而不仅仅是 $P<0.01$。Fisher 精确检验 P 值为 0.009。通常卡方检验比 Fisher 精确检验的 P 值要小,但样本量大时,它们的 P 值相似。但是,如果表格中任一单元格的值很小时,则差异会更大。当 2×2 表格任何单元格中的预期数字小于 5 时,都应使用 Fisher 精确检验。另一种方法称为"Yates 校正",它可以降低卡方检验的大小,详细内容可在脚注⑥中提到的 Altman 的书中找到。

比值总是大于比例,并且对于给定的数据集,比值比总是比相对风险度更远离相空值 1。

5.置信区间

P 值很实用,但通常报告置信区间(CI)会更好。置信区间是关于汇总值(称为点估计)统计的不确定性的指标。这个估计值不一定是真实值,只有当拥有无限参数样本时才可能知道这个值。需要清楚的是估计值是否尽可能地接近真实值。我们可以确定如比例或比例差异等汇总数据的置信区间。类似地,可通过对其性质进行比较总结获得比值比或相对风险度的置信区间, 以及可能更常用的均值或均值差异的 CI。通过取对数获得 RR 和 OR 的置信区间,所以 CI 在对数标度上对称,但在 RR 或 OR 的原始标度上是不对称的。对于等于 1 的 OR 或 RR,对于 log(OR)和 log(RR)这两者,意味着比较组之间没有差异,无效值为零。

不同统计推断方法有不同的解释(特别是贝叶斯方法),但通常可以如此表述:置信区间反映了总体参数的统计不确定性(点估计)。

对于以上讨论的 WHI 研究的数据,风险差异(RD)=0.008,95% 置信区间(CI)=0.002~0.014;OR=1.38,95%CI 为 1.085~1.76;RR=1.37,95%CI=1.08~1.73。每个置信区间都排除相关总体的无效值(RD 是 0,OR 和 RR 是 1)。换言之,95% 的置信区间数据显示组间差异。差异或比率具有显著统计学差异 $P<0.05$。一般原则是当 $P<0.05$ 时,95%CI 将排除无效值,如果包含无效值,则 $P \geqslant 0.05$。过分依赖是否 $P<0.05$ 或 $P \geqslant 0.05$ 存在风险;CI 则给出更多信息。尤其是在两组之间无显著差异的情况下,CI 值将更能反映观察到的数据。在一项小规模研究或一项终点事件较少的研究中,CI 的范围将会非常宽泛,这表明不能排除存在实质性差异。由此,CI 对于处理不良事件数据很有价值。

试验结果应显示总体数据的置信区间,而不是仅从显著性检验中引用 P 值。

有关如何进行统计检验和计算比值比和相对风险度的置信区间的内容在中级

医学统计或流行病学教科书中进行了详细阐述[27]。即使数量很少，目前的统计软件程序能够准确计算发生率或比例的置信区间。

　　"上限为3"法则反映了置信区间一个非常简单的例子。第V章讨论了这一点，表示即使在只有一个结局的试验中所需要的样本量。当观察到零事件（如特定的潜在不良反应）时，可使用相同的原理来建立近似95%的置信区间。该规则可以重申为"当我们观察到零事件（任何类型）时，我们实际看到了3例"。因此，我们观察到的零发生率的不确定性将取决于我们寻找该事件的次数。如果我们在10例患者中实际观察到零事件，那么从纯粹的统计学角度来看，95%的置信区间上限将是3。如果研究100个患者并且观察到零，那么真实发生率很可能为3/100（3%）；类似地，如果研究1000个患者，则真实发生率的上限CI将是0.3%。在观察到零事件时，这个"规则"是一个非常好的估值法。但发现一例或多例事件时，按常规这一方法将不能适用。

6.计算治疗开始和结束的时间

　　将每例患者出现不良事件"风险"的时间长度纳入风险评估是非常重要的。对于试验的每个受试者来说，为了确定AE是否发生，患者随访时间的长短并不总是相同。随访时间可能与治疗持续时间相同也可能不同，在某些情况下（如单剂量研究），对于所有患者而言，随访时间可能与治疗持续时间相同。治疗和任何治疗后随访的计划时间将被试验方案设定为规定的观察期。每例患者的观察期通常应在停止治疗后至少延长至5个半衰期。特别是在长期研究中，有些患者不会按照计划时间进行随访。正如建议所示，即使停止治疗，也应该继续进行随访，以便记录新的不良事件的发生或现有AE的变化，无论这些事件与特定治疗相关与否。

　　正式分析中一般不包括发生在标准观察期以外的事件，因为除非所有患者治疗后随访时间相同，否则不清楚其他患者是否也经历了相同的或不同的事件。这些治疗后发生的事件应该记录下来，并在试验报告中进行讨论，但通常不适合将它们囊括在正式的统计分析中，因为会产生偏倚。在方案中明确规定观察期结束的时间至关重要。有关如何处理治疗后/研究后事件报告的讨论，请参阅第IV章。在某些情况下，它们的临床相关性可能很大，但正式统计方法原则上要求分析中包括的所有因素的处理都是相同的。对于所有研究结束的受试者来说，研究结束后的随访时间

㉗ Rothman, K. J. and Greenland, S. *Modern Epidemiology*, 2ⁿᵈ ed., Lippincott–Raven, Philadelphia, 1998 and Altman, D. G. *Practical Statistics for Medical Research*, Chapman and Hall, London, 1991.

可能不尽相同。但是忽视这样的事件也不合适。

通过计算治疗组所有患者处于风险中的时间总和是有用的,并且通常应该以人–时间[例如,人–年(p–year)]报告。发生率是发生事件的总人数除以处于风险中的人–年,治疗组和对照组发生率之比为比值比。此处的假设是,发生率随着时间的推移保持不变,但这通常与事实不符。建议采用每例人–时间发生率,而不是仅仅一个事件的患者数量除以对应组中的总人数。这些数值对于进行 Meta 分析很有用。下面讨论了其他可能更好的方法。

除了发生不良事件的患者数量除以处于风险中患者总人数外,还应报告每个治疗组的每个人–时间的发生率。在整合不同治疗持续时间的研究的数据时,这一点尤其重要。

一个有趣的例子来自妇女健康倡议(WHI)随机试验,其比较了雌激素+孕激素(E+P 或 HRT)与安慰剂[28],平均随访时间为 5.2 年,因此 HRT 组有 44 075 人–年处于风险中, 安慰剂组有超过 41 289 人–年的风险。治疗组和安慰剂组的冠心病(CHD) 每 10 000 人–年的发生率分别为 38 和 30, 这是试验整个随访期间的平均值。比值比为 1.27(与两个有效数字的相对风险度相同)。风险以个体数量为分母,而发生率以人–时间为分母。相对风险度通常称为相对风险,但相对风险度和比值比都称为相对风险指标[29]。

应注意的是,以人–年为分母所做的假设是,在随访期间的任何时候发生不良事件的风险不变。每单位时间的风险称为风险率,并以总人–年作为分母,且假设该发生率随时间保持不变。对于某些类型的不良反应,这种假设可能是合理的,但通常情况并非如此。例如,大多数超敏反应发生时间相对较快,如果它们未在治疗早期发生,那么随后发生的可能性非常低。另一方面,引起癌症的不良反应可能至少需要一年,通常至少需要 3 年才能发现。摘自 WHI 报告的表 6.3 所示数据对此进行了阐述[30]。不同的假设两组风险率的比值是不变的。这可能更接近实际,下面列出了

⑱ Rossouw, J. E., *et al*. Risks and benefits of estrogen plus progestin in healthy postmenopausal women: principal results from the Women's Health Initiative randomized controlled trial., *J. Am. Med. Assoc*., 288:321–33, 2002.

⑲ Rothman, K. and Greenland, S. *Modern Epidemiology*, 2ⁿ Ed., Lippincott Raven Press, London, 1998, p.49.

⑳ Rossouw, J. E., *et al*. Risks and benefits of estrogen plus progestin in healthy postmenopausal women: princi–pal results from the Women's Health Initiative randomized controlled trial., *J. Am. Med. Assoc*., 288:321–33, 2002.

使用这种假设的分析表中人–年、发生率比值。

表 6.3　WHI 试验中人–年、乳腺癌病例数、发生率和发生率比值
（按随访年和治疗组分类）

年	HRT 人–年	安慰剂 人–年	激素替代疗法 BC*	安慰剂 BC*	激素替代疗法发生率 **	安慰剂发生率 **	HRT/安慰剂发生率比值
1	8435	8050	11	17	13	21	0.62
2	8353	7980	26	30	31	38	0.82
3	8268	7888	28	23	34	29	1.17
4	7926	7562	40	22	50	29	1.72
5	5964	5566	34	12	57	22	2.59
6 +	5129	4243	27	20	53	47	1.13
总计	44 075	41 289	166	124	38	30	1.27

* BC= 乳腺癌病例数；** 每 10 000 例受试者 – 年的发生率

　　有人可能认为，HRT 对乳腺癌的预期作用在两三年后才开始出现，因此以总人–时间为分母是非常具有误导性的。但顺便说一下，HRT 即使在短时间使用后也可使乳房 X 线检查阅片更困难。在新药上市申请提交的试验总结中经常发现，所有试验中治疗组的总人–时间，甚至所有接受治疗的患者的总人数是用于计算不良事件的发生率的分母。这似乎不是呈现或汇总数据的最佳方式，必须谨慎对待。处理这个问题的正确方法已有描述[31]，但经常被忽略。

　　正确方法是使用"生命表"或生存分析，尽管这里并非研究死亡时间，而是不良事件发生时间。ICH 指南 E3 提到了分析安全数据的生存分析方法，但在实践中往往没有遵循该指南。当部分患者由于任何原因失访或退出试验时，这一点非常重要。相比简单计算 AE 总数除以治疗患者人数，使用这些方法将导致不良反应发生率估计值更高；然而，如果组间脱落率相同，那么两个治疗组的计算结果是相同的。例如，如果安慰剂组的脱落率较高，那么安慰剂组发生率将较高。重点是生存分析比原始分析提供了更好、更少偏倚的估计。

　　从说明不良事件过程的角度来看，更倾向于呈现累积风险，图 6.2 所示的妇女健康倡议研究报告（见脚注[31]）是一个很好的示例。

---

　　[31] O'Neill, R. T.. Statistical analyses of adverse event data from clinical trials. Special emphasis on serious events. *Drug Information Journal*, 21:9–20, 1987.

以卒中为例,图 6.2 显示了每个治疗组的累积风险。这些曲线显示了两组中新发卒中的发生率,其中 X 轴以研究开始的时间为起点并逐渐增长。Y 轴是发生卒中的比例。在发生不良事件(卒中)的每个时间点,将当时发生不良事件的数量除以当时仍有风险的受试者数量计算发生风险。X 轴下方还显示当时仍处于试验阶段的各组中的受试者数量。不论出于何种原因,在某个时间点退出试验的患者,都不计入该时间点发生风险计算的分母中。该方法用于其他不良反应,也可用于检验有效性;发表的数据还显示了两类临床终点的有效性,即结直肠癌和髋部骨折的发生率降低。

这种及类似的"生存"分析方法通常适用于不良事件数据分析,尽管它们的最初用途是检测死亡率。该方法与使用 Kaplan-Meier 评估生存曲线使用的方法相似。Kaplan-Meier 曲线从 100% 开始(每个人都活着)并随着时间而下降;而不良事件最好显示为随时间增长的累积风险点,如图 6.2 所示。

累积生存的计算很简单,并在大多数入门级医学统计书籍中均有介绍[32]。如图

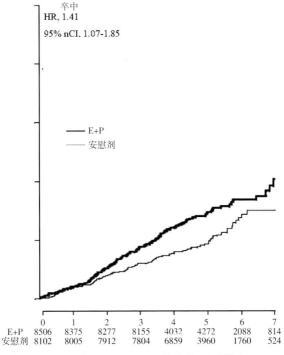

图 6.2　卒中累积风险的 Kaplan-Meier 估计值示例(摘自 Rossouw, et al.)

---

[32] For example, Altman, D.G. *Practical Statistics for Medical Research*, Chapman and Hall, London, 1991, p.368.

6.2 所示的曲线来源于更复杂的方法,需要使用计算机软件进行计算。

如果过多关注时间的数据,从 Kaplan-Meier 或累积风险方法得出的曲线可能会引起误解。这是估计值最不确定的地方,因为"处于风险中"的数量可能相当小。正确的做法是截断这些曲线,以便排除很少观察到的数据。正如上面提到的,图 6.2 显示了处于风险中的数量(呈现这些数字的良好做法),但可以看出,这些数值在随访 4 年后急剧下降,相比最初随机化患者发生不良事件的风险,在第 6 年不足25%,而到了第 7 年,不足 10%。因此,在 6 年以后的时间上曲线的位置存在更大的不确定性。对于新药研发项目中的大多数临床试验,观察期通常要短得多,例如,急性抗感染治疗需要几天或几周,中等期限的治疗需要几个月,慢性治疗则需要一到两年。但是,相同的累积风险方法是适用的;与长观察期相比,临床试验处于风险中的人数可能不会迅速下降或下降太多,如 WHI 项目[33]。

7.使用治疗开始后的时间进行统计检验

Kaplan-Meier 方法不直接提供组间比较的显著性检验或置信区间。数据处理时可以进行比例比较分析,但不考虑随时间推移的差异,也无法充分利用这些数据。比较曲线的最简单方法是对数秩检验[34]。虽然该检验的结果可用卡方值表示,但它与前面讨论的简单卡方检验不同。对数秩检验以相似的方式处理数据,从而计算 Kaplan-Meier 估计值。在发生不良事件("失败")的每个时间点,假定治疗组的发生率与对照组相同。通过计算在该时间点每个组预期的不良事件,来计算两组间的总体发生率。计算整个时间段内观察到的不良事件数量(O)和预期数量(E)之间的累计差异,而且(O-E)²/E 与一个自由度上的卡方分布进行比较,用于检验曲线之间的差异。这是对两个曲线相同的零假设检验。它并没有假设风险率本身—它不需要是恒定的,但假定风险的比率是恒定的,等于 1。对数秩检验有各种细小的修改,随访开始时与随访结束时相比,信息的权重不同。关于生存分析的详情见 Collett(1994)[35]。

[33] For an extensive discussion of "chronology bias" in general, see Chapter 7 in Feinstein, A. R., *Clinical Biostatistics*, C.V. Mosby, St. Louis, 1977. Also published as Clinical Biostatistics. XI. Sources of 'chronology bias' in cohort statistics, *Clin. Pharmacol. Ther.*, 12:864, 1971.

[34] Peto R., et al., Design and analysis of randomized clinical trials requiring prolonged observation of each patient. II. Analysis and examples, *Br. J. Cancer*, 35:1-39, 1977.

[35] Collett, D., *Modeling Survival Data in Medical Research*, Chapman and Hall, London, 1994.

时间与事件数据进行比较的更复杂的方法是"pro-portional 风险回归"或"Cox 回归"。这与对数秩检验一样,对整个生存曲线进行比较,但没有对任何特定时间的风险率进行假设,但其假设两组之间的风险率的比值在任何时间都是恒定的。这种方法可用于调整其他预后因素,以及在治疗组和对照组之间进行比较。随机试验和观察性队列研究的数据均可采用这种方法。Cox 模型的结果是一个风险比,这与考虑的所有时间点的平均相对风险类似。它还允许计算风险比的置信区间。假设风险比的值在所研究的时间内是恒定的。

在上述 WHI 雌激素单药研究中(参见表 6.2),源于 Cox 模型分析,卒中的估计风险比为 1.39,95% CI 1.10~1.77。这与上述计算的相对风险度估计值 1.37(95% CI 为 1.08~1.73)相似。Cox 模型考虑了年龄、既往疾病和同期进行的低脂饮食试验的治疗组。这些调整减少了随机临床试验结果与观察性研究结果的差异,但即使在随机试验中,分析也应纳入基线时测量的重要的探索变量。

有可能使用其他假定风险率的统计模型,这些称为参数方法。例如,指数模型假设风险率不变。有可能允许风险率增加或减少,甚至是 J 形,如"Weibull 模型"。Collett[36]描述了其中一些方法。也有检测生存分析假设的方法,当检测不良事件结局发生率的组间差异时可使用这些方法。这反映了统计检验假设的一般原则,应在所研究的特定数据集中检测这些假设的有效性。

使用发生不良事件的病例数量作为分子和人–时间作为分母比较发生率时,基本假设是病例数量遵循泊松分布。使用泊松回归[37]分析这些发生率。这些分析结果可表示为发生率比值。

Cox 模型分析的结果总是以效应的相对指标而不是绝对指标来表示。直接从分析中获得特定时间点的绝对发生率或相对风险是不可能的。使用参数法可获得绝对指标,因此这种方法可能在将来使用得更频繁。

不良事件发生率足以进行正式分析时,应使用"生存"类型方法进行分析,并应始终考虑显示累积风险图。

---

[36] Collett, D., *Modeling Survival Data in Medical Research*, Chapman and Hall, London, 1994.

[37] Clayton, D. and Hills, M., *Statistical Models in Epidemiology*, Oxford University Press, Oxford, 1993.

七、多项试验数据的合并：Meta 分析的作用

在药物研发过程中甚至在Ⅳ期临床研究时，大部分单个临床试验的主要问题是样本量往往太小而无法发现不常见或罕见的 ADR。综合所有可用的信息，以提高统计效能，这一过程被称荟萃分析（也称为标准"系统综述"，即定义问题、搜索所有数据、合并、分析和呈现数据的过程），并且存在明显的价值。原则上，这对 ADR 分析比对有效性分析更为重要。但是单个试验的大部分问题并不能通过合并数据而得到解决。仍然存在的重要问题包括 ADR 的分类，以及确保获得所有相关的数据。如果试验排除了临床实践中可能需要治疗的患者，则 Meta 分析可能产生比实际情况更好的假象。使用 Meta 分析的一个主要问题是数据可能仅来自已发表的文献。这些数据很容易出现"发表偏倚"[38]，即可能无法获知存在多少未发表的相关数据；即使知道这些数据，也无法获得。另一方面，申请新药上市时，即使一些数据可能已经发表，监管机构和公司可以获得该药物的完整数据，发表偏倚并不是问题。

对于是否可以将来自不同试验的数据进行合并以产生有效的分析，并未建立绝对的标准。然而，这里列出了一些应该考虑的要点，另外，"QUOROM"指南[39]阐明了一些原则问题。

Meta 分析应考虑的问题：

（1）所有试验中的试验药物是否相同？

- 相同的剂量？相同的给药方案？
- 相同的剂型？
- 相同的给药途径？

（2）对照药物是否相同？

- 安慰剂或阳性对照药物？

[38] Egger, M., Davey, S. G. and Altman, D. G., Editors, (2001) *Systematic Reviews in Health Care. Meta-analysis in Context.* [2nd *Edition of Systematic Reviews*], British Medical Journal Books, London, 2001.

[39] Moher, D. Cook, D. J., Eastwood, S., Olkin, I., Rennie, D. and Stroup, D. F. Improving the quality of reports of meta-analysis of randomised controlled trials: the QUOROM statement. Quality of Reporting of Meta-analyses, *Lancet*, 354:1896-1900, 1999.

- 阳性对照药物的剂量?

(3)治疗的持续时间是否相同?

(4)方案是否相似?

- 是否以相似的方式计算 AE?

- 入选和排除标准?

另一组问题与具体的入组患者有关。

(5)患者人群是否相似?

- 年龄、性别、种族、并发症?

- 疾病状态、持续时间和严重程度?

即使这些问题的答案为"否",也并不意味着 Meta 分析是不可能的或不恰当的。重要的是对非常相似的事件做出判断,从而进一步阐明罕见不良反应。在这种情况下,Meta 分析的主要目的是获得关于罕见结局的足够数据,而单个试验无法为此提供足够的数据。在 Meta 分析的结果最好使用图形表示,这样有助于清晰显示出不同临床试验中的常见不良反应和罕见不良反应的相似性和差异。这些也可以用于说明其不确定性,因此明显不同的结果也可能单纯只是偶然差异。

对试验进行 Meta 分析的最大优势是将研究中和治疗组间的差异结果进行合并。这意味着并不会假设不同的研究本身具有相似的结果,而是假设各研究间的治疗间差异相对来说是一致的。其结果之一就是,在不同研究中差异的大小保持一致是十分重要的。如果(绝对)基线风险在研究间各不相同,则研究间(绝对)风险差异可能会明显不同,但比值比是合理且一致的。因此,对研究间的比值比进行汇总可能是最好的方法。将各试验的治疗间差异假设为一致的方法称为固定效应模型;允许治疗间差异存在一些异质性,这些方法被称为随机效应模型。如果变化非常大,那么即使是随机效应模型也可能不敏感, 由此将不相干的结果汇总在一起的想法本身也会被质疑。详细的统计方法超出了本章的范围,但可参见相关文献[40]。

一种经常使用但较弱的、在某些情况下有缺陷的数据合并方法是,单纯将所有试验的试验组中发生的所有不良事件数量相加求和, 再用所有接受随机治疗的患者数量整除。对照组也进行相同处理,以比较整体发生率。在某些情况下,其结果将

----

[40] Sutton, A. J., Abrams, K. R., Jones, D. R., Sheldon, T. A. and Song, F. *Methods for Meta-analysis in Medical Research*, Chichester-Wiley, London, 2000 or the book by Egger, *et al.*（see footnote 38）.

与适当的 Meta 分析的结果相类似,但在大多数情况下,其精确率将更低,并可能会有偏倚。如果在一些试验中试验组和对照组进行了不对等的随机分配,则尤其可能出现这种情况,而且这种合并可能会产生误导。治疗组间的不良事件发生率可能会被高估或低估。该方法不应常规使用。在将不同的治疗持续时间和(或)随访时间进行合并时也存在问题。可以对个体患者数据进行 Meta 分析,并使用生存分析方法来针对不同的随访时间,但这种方法相对复杂且未常规使用[41]。

Meta 分析该是药物研发过程的常规方法,以便尽可能容易地监测到 ADR 以及治疗组之间 ADR 发生率的差异[42]。如果可能的话,对治疗组和对照组进行的比较应避免将不同试验中的不良事件数量进行粗略地汇总。

八、罕见不良事件的分析

在试验中发生罕见不良事件时,如果仅根据该试验的随机分组进行分析,将很难得出有关相对发生率或可能的因果关系的任何结论。使用传统的统计学检验(即 Fisher 精确检验)比较上述比例,当每组的样本量为 25 或更大时,会发现一组中 5 例事件与另一组中 0 例事件相比无显著统计学差异。卡方检验会给出类似的结果,因为它假设全部观察到的事件总数给出了各组的"预期"事件数。如果两个治疗组中各有 25 名受试者,并且观察到的事件数量是 5 和 0,则卡方检验假设每组中预计有 2.5 例事件。在这种情况下,从统计学角度来看,5 例观察到的事件与 2.5 例预期的事件之间(或 0 例观察到的事件与 2.5 例预计的事件之间)差异并不大。但是,如果有其他合理可靠的证据表明对照组预期的比率实际上非常接近于零,那么 5 与

---

[41] Higgins, J. P., Whitehead, A., Turner, R. M., Omar, R. Z. and Thompson, S. G. Meta-analysis of continuous outcome data from individual patients. *Statistics in Medicine*, 20:2219–2241,2001; Stewart, L. A. and Parmar, M. K. Meta-analysis of the literature or of individual patient data: is there a difference?, *Lancet*, 341:418–422,1993; and Duchateau, L., Pignon, J. P., Bijnens, L., Bertin, S., Bourhis, J. and Sylvester, R. Individual patient-versus literature-based meta-analysis of survival data: time to event and event rate at a particular time can make a difference, an example based on head and neck cancer, *Controlled Clinical Trials*, 22:538–547,2001.

[42] Lee, M-L. and Lazarus, R. Meta-Analysis of drug safety data with logistic regression, *Drug Information Journal*, 31:1189–1193,1997; Temple, R. Meta-analysis and Epidemiologic Studies in Drug Development and Postmarketing Surveillance, *J. Amer. Med. Assoc.*, 281:841–4,1999; and Koch, G. G., Schmid, J. E., Begun, J.M. and Maier, W. C. Meta Analysis of Drug Safety Data in Solgliero-Gilbert, G(Ed.), *Drug Safety Assessment in Clinical Trials*, pp.279–304, Marcel Dekker, New York, 1993.

0 的计数即使不是在统计学上，也可能在医学上也有显著意义。很明显，医学判断将倾向于在发生 5 例非常严重的不良事件之前停止的临床试验，如在健康受试者中给予头痛药治疗时发生肝衰竭。

根据统计学的原理，正如使用"上限为 3"法则所指出的，25 名患者发生零事件的 95% CI 上限为 3/25=12%。如果有来自其他更大规模来源的数据对该事件在类似人群的真实发生率给出了截然不同的结果，则可以使用这些数据。例如，如果我们确信该发生率不超过 0.1%，那么我们可以应用其他情况下使用的统计方法，特别是在自发报告中，来计算观察值与预计值的比值，并得出截然不同的 P 值。如果我们认为预计的发生率为 0.1%（1/1000），则观察值/预计值的比值为：5/（25×0.001）=200。这与基于上述常规统计检验的 5/2.5 明显不同。一个适当的统计检验给出的 P 值<0.00001。在这种情况下，预期发生率为 0.1% 的事件即使是单个事件，也能得出具有显著统计学差异的结果。因此，如果可以获得关于不良事件在相似人群中的发生率的外部信息，并且是合理和精确的，那么对于罕见不良事件的谨慎分析就可以经得起统计分析的检验，而不是仅仅依赖于主观判断。

这种类型的方法学通常未在临床试验中得到常规应用，但是有机会扩大使用。如第Ⅲ章所述，可以从很多人群的数据获得背景发生率。附录 9 中列出了其中一些数据库。汇总历史临床试验的对照组是获得背景发生率的另一个可能的来源。对这些数据的优化需要利用监管部门或拥有大型数据库的公司的帮助，例如，用于确定非常严重不良事件（如肝衰竭或癌症）的预期发生率。需要进一步的研究来获得极其严重且罕见的不良事件的发生率。应该公布这些发生率，以便更为客观地完成对单个或少数此类不良事件的解释。

当观察到某种严重但罕见的不良事件数量高于背景数据的预期时，应当仔细审查。然而，也要谨记，非预期的事件有时的确是偶然发生的。在同一时间或空间内可能会发生多例病例（有时称为"病例集群"），也可能并非由药物引起的。偶然性可能的一种解释是这些事件仅为偶然，或者可能一些与试验治疗无关的外部因素引发了多例病例。这就是为什么试验内的比较对因果关系的决定始终更为可靠的原因。背景数据的使用，无论是基于人群的数据还是来自许多试验的对照组的汇总数据，都比随机分组的比较具有更大的不确定性。

通过审查已完成的临床试验的大型数据库以开展进一步的研究，力求获得严重且罕见的不良事件的背景发生率。应该公布这些发生率数据，以便更为客观地完成对单个或少数此类不良事件的解释。

九、以与公共健康相关的方式来测量和表达药物不良反应

当一种药物不良反应确实具有因果关系时，比值比、相对风险度、发生率比值和风险比等相对指标往往会相当高。与此同时，某些反应被认为具有因果关系，但不具有很高的相对风险（以偏离数值 1 的形式），例如在 MRC/BHF 心脏保护研究[43]中，发现他汀类药物不良反应冠心病的死亡率为 0.83。需要对这些不良反应进行大规模的研究；在心脏保护研究中，有超过 20 000 名患者参与了随机分组和随访。然而，他们没有给出结果对临床或公共健康的影响，这些结果也应始终以绝对值——风险差异来表示。重要的是，必须清楚地报告绝对风险和相对风险的信息。

相对风险（RR）为 2 可能表示 10% 和 20% 之间 AE 的发生率差异，也可能表示百万分之一和百万分之二之间的差异，其公共健康影响明显不同。获益-风险的平衡应始终同时基于绝对风险和相对风险，就像新疗法的获益和风险与无治疗，或与其他治疗进行比较。

描述与获益有关的绝对风险的一种方式是考虑为了防止单一"事件"的发生需有多少人接受药物治疗[44]。"需要治疗的人数"（NNT，即为了使其中一人获得以其他方式无法获得的获益而必须接受治疗的患者数量）已经在一些医学期刊的文章中变得流行。NNT 似乎是一个绝对数字，但事实并非如此。还必须给出治疗时间和随访至结局的时间。"NNT"隐含的是获益的 NNT。例如，在心脏保护研究中，他汀组治疗 5 年冠心病死亡的风险为 5.7%，而安慰剂组为 6.9%，相差 1.2%。这种差异表明，要防止 9 例冠心病死亡（当然还有其他获益），需要 83 例患者治疗 5 年。如果这种差异随着时间的推移而保持不变，则要防止 1 例冠心病死亡的 NNT 为 5×83=415 例患者，需要 415 例患者治疗 1 年。

一些作者使用"NNH"作为"需要受到损害的人数"；然而，这实际上是为了使其中一人发生本不会有的不良反应（损害）而必须接受药物治疗的患者数量。建议使用"NNT/H"来清楚地表明，这是需要治疗的人数（而不是受到损害的人数）。例如，表

[43] Heart Protection Study Collaborative Group. MRC/BHF Heart Protection Study of cholesterol lowering with simvastatin in 20,536 high-risk individuals: a randomised placebo-controlled trial. *Lancet*, 360:7-22, 2002.

[44] Cook, R. J. and Sackett, D. L. The number needed to treat: a clinically useful measure of treatment effect, *Brit. Med. J.*, 310:452-4, 1995 and an erratum, *ibid.*, 310:1056, 1995.

6.3 中的 WHI 试验数据显示,随访约 5 年后在 43 909 和 41 165 名女性中,分别有 166 名接受 HRT 治疗和 124 名接受安慰剂的妇女罹患乳腺癌,在这 5 年内的差异约 为 8/10 000。NNT/H 表示 1310 例接受 5 年治疗的患者发生了 1 例本不应该发生的 乳腺癌。统计学上的反对意见主要与上述结果中的时间有关[45]。这些不良反应的绝 对指标与公共健康相关,但可能需要根据不同的患者人群和不同的环境进行修订。 这些指标非常依赖于对照组不良反应发生率的实际绝对值。

与治疗相关的绝对风险(和获益)指标应与结果适用的明确时间段一同提供。

十、ICH 指南 E3 和 E9:关于临床安全数据统计方面的讨论

ICH 指南 E3 就新药研究相关安全数据的呈现和分析提出了许多建议。分为 三个层次:①暴露程度;②可以在治疗组之间进行比较的常见不良事件和实验室检 查结果;③严重的不良事件,包括传统的 ICH/监管意义上的不良事件,以及需要对 个体患者进行叙述性描述和列出其他相关受试者的其他“重大”不良事件。

ICH 文件中对分析的评论很有意义但篇幅有限。几乎未提及图形总结,而更关 注列表,以便于监管机构较容易地审查所有不良事件。文件中提及了根据治疗医生 是否认为它们与治疗有因果关系,以及根据分级对不良事件进行分组(即使实际的 治疗可能是以盲态分配的)。对个例不良事件的因果评估存在许多挑战,虽然它是 严重不良事件,但在比较治疗组之间 AE 的发生率时,这些评估在整体分析中的作 用是有限的。在随机组之间进行比较时,允许对因果关系进行随机化,对研究者的 因果关系评估对于汇总分析没有帮助。

ICH 指南 E3 强烈建议了用于分析的生命表方法,但其中未提到以图形方式来 呈现数据。重要的是要考虑那些已不在研究中的受试者,特别是在试验后期。

提到的一个图形总结是用于实验室检查指标的基线值与最终值(或中期)散点 图的比较,因此可以检测到数值的变化,即使这些变化不会导致个体发生临床意义 的变化(参见 ICH 指南 E3,第 12.4 节)。文件中未提到统计学检验(如简单配对 t 检 验)可用于研究这些变化;此类检验在实际中使用不多,但应该常常使用。关于多重 显著性检验的问题没有明确的指南,但正如本章所讨论的,它们是不容忽视的。P 值

---

[45] Hutton, J. L., Number needed to treat: properties and problems. *J. Royal Statist. Soc. A*., 163: 403–19, 2000.

使用 0.05,意味着许多检验将 1/20 预期为"显著的",即使在比较组间并没有真正的差异,但这并不意味着这些差异可以忽略不计;至少需要更详细的研究。

文件强调了"变化表"和"治疗中出现的症状和体征"(TESS)。变化表本质上是散点图的表格形式,并对连续型变量的基线值和随访值进行了分类。这样的表格显示了不同时间的个体数量,具有正常或异常的检测结果的患者数量。初始实验室检测值为"正常"而随后增高的患者数量;任何时候均为正常值的患者数量;初始数值较高但随后为正常值的患者数量等。所包含的基线后检测值应该是研究结束时的值,或者是研究中的最高值(特别是如果存在脱落时)。这种性质的表格十分实用,但其分析通常具有局限性。一种绝对不应唯一使用的检验是卡方检验,因为它未考虑分类的顺序。"TESS"表格也相似,但它是用于分类指标,这些指标并不是潜在的连续型数据或已转换为二分类数据。可以使用本章介绍的二分类数据方法对新出现的不良反应进行分析。

ICH 指南 E9 对安全数据的覆盖范围有限。它强调了使用生存分析方法来检测事件的发生随时间变化的模式,这种方法实际使用不多,但原则上应常用。它还提到,通过汇总相似试验中的数据,可能有助于对罕见不良反应进行研究,但应注意在无对照组数据或未包含对照组的情况下的问题。本章的第七节提供了临床试验间数据合并的最佳方法的详细信息。

VII

临床试验安全信息的监管
报告和其他沟通方式

一、引言

通常，临床试验中的安全性报告注重于个例报告，各种法规也将其视为某种强制的常规活动。各项法规的某些条款（例如，严重且非预期的可疑药物不良反应的快速报告）也对此做出了清晰的界定。CIOMS Ⅰ工作组负责全面解读上市后药物可疑不良反应快速报告的标准、格式和时限要求[①]。ICH 指南 E2A 侧重于推广监管机构对上市前临床试验期间可疑不良反应快速报告的一致性标准[②]。最近采用的 ICH 指南 E2D 运用了 E2A 的标准用于上市后快速报告[③]。因此，在药物全生命周期中（上市前和上市后）相似的标准更有可能用于药物不良反应的快速报告。

CIOMS Ⅲ/Ⅳ工作组基于研发期间核心安全信息（DCSI）[④]对临床试验个例报告"预期性"的定义提出了建议。临床试验申办者在不同程度上已采纳这些建议，对行业调查问题 15 的回答证明了这一点（见附录 3）。

---

① *International Reporting of Adverse Drug Reactions*, Final Report of CIOMS Working Group. Council for International Organizations of Medical Sciences, Geneva, 1990.

② ICH E2A *Guideline for Industry: Cinical Safety Data Management: Definitions and Standards for Expedited Reporting*, developed by the Expert Working Group （Efficacy）of the International Conference of Harmonisation of Technical Requirments for Registration of Pharmaceuticals for Human Use（ICH）, Step 5 as of October 1994（http://www.ich.org）.

③ ICH E2D. *Post-Approval Safety Data Management: Note for Guidance on Definitions and Standards for Expedited Reporting*, Step 5 as of November 2003（http://www.ich.org）.

④ *Guidelines for Preparing Core Clinical-Safety Information on Drugs. Second Edition, Including New Proposals for Investigator's Brochures*. Report of CIOMS Working Groups Ⅲ and Ⅴ. Council for International Organizations of Medical Sciences, Geneva, 1999.

虽然全球范围内向监管机构递交快速报告的要求大多相同,但监管要求的其他方面没有经充分定义,并且不同地区差别很大,例如,申办者向研究者和(或)伦理委员会递交报告,研究者向伦理委员会递交报告,这些报告如何转换为信息以作为研究主题(通过知情同意)。各公司的实际操作也很不相同,从对调查问卷问题的回答即可看出 19~26(见附录 3)。另外,研究者和伦理委员会现有常规信息共享机制,但其中一些信息的实用性也受到质疑。

为了便于讨论,我们采用"报告"(reporting)一词指代递交的个例或多例病例报告、病历列表或合规表格;采用"沟通"(communication)一词指代更广义的通知,即向其他利益相关者(如研究者、监管机构、IEC/IRB、DSMB、患者)通知安全信息。

在本章,CIOMS Ⅵ工作组考虑了病例的报告和重要的新安全信息的沟通:①申办者向监管机构、研究者、伦理委员会、数据及安全性监控委员会。②研究者向伦理委员。我们考虑了以下问题:监管要求报告的预期目的是什么(或应该是什么)? 现行和(或)试行的法规、指令和指导文件中的内容是否应该成为规范? 现行的规章制度和规范是否足以解决预期目的? 有没有什么替代途径可以更好地满足监管机构、研究者和患者对于信息的需要? 我们也要考虑一套规则是否适用于所有的临床试验,以及在研药物和上市药物的生命周期中需要的信息是否会变化。

下列内容构成 CIOMS Ⅵ工作组提出建议的基本准则:

• 试验药物持续安全性监测是一项需要科学、医学、流行病学知识和统计专业知识相结合的操作性任务,同时也需要智慧。由试验申办者承担相关责任,由监管机构承担监管义务(即保护公众健康的义务)。在某些情况下,它也授权给一个独立的安全监察委员会或其他外部咨询公司来行使其权利。

• 安全信息的持续评估,包括判断需要基于临床专业知识,需要考虑药物的所有可用信息。这种专家的评估可能识别出新的风险,而新风险需要与相关伦理委员会、研究者、监管机构和患者进行沟通。尤其是在与研究者及伦理委员会沟通新的重大信息时,通常不认为个例安全性报告的递交是一种有效的沟通方式⑤。

• 基于研发药物所有安全性有效信息的风险平衡评估,当潜在的收益超过潜

---

⑤ We note that the US FDA held a public hearing (21 March 2005) on the various problems associated with reporting of individual case and other clinical trial safety information to IRBs, as the basis for possible changes to current regualtions and practices(see http://www.fda.gov/OHRMS/DOCK-ETS/98fr/oc04297.pdf).

在风险时不应有的损害可能会出现。申办者、监管机构、伦理委员会和研究者在这种情况下共同承担识别新风险的义务。

需要指出的是,这些建议多数还只是提案。虽然 CIOMS Ⅵ 工作组及其外部评审小组认为这些提案具有优良的前景,但并不代表其可取代当前法规。相反,这些建议的目的是为将来的法规讨论提供信息,正如之前的 CIOMS 提案一样。在这些提案可能实施之前,申办者应该继续遵守所有现行法规。

二、临床试验快速报告

1.向监管机构递交的快速报告

大部分描述临床试验安全性报告的法规集中于个例安全性报告的快速报告。ICH 指南 E2A 规定了传递什么信息的标准,规定申办者需要在 7 个(如果死亡或危及生命)或 15 个日历日内以适当形式递交严重且非预期的可疑药物不良反应到监管机构[⑥]。

大部分的监管机构接受按照 CIOMS Ⅰ 所规定的或相似的格式递交临床试验快速个例报告。随着 ICH 指南 E2B[⑦]和 E2B(M)[⑧]指南的实施,以及 E2B(M)所规定的电子个例安全性报告标准数据元素,部分监管机构开始要求上市后药物快速报告须采用电子传输。近期,欧盟及日本也开始要求电子传输临床试验的快速报告。

跨区域快速报告的时限要求绝大部分是一致的,例如 7 个和 15 个日历日。尽管监管机构通常接受相同的格式,而且大多数均将 7 个和 15 个日历日的时限要求纳入监管,与 ICH 规定的标准(即应由什么构成临床试验的快速报告)产生一定分歧的情况依然存在。例如,尽管大多数监管机构与 ICH 指南 E2A 一致,要求快速报告可疑且预期严重不良反应,但其他监管机构要求快速报告可疑严重药物不良反应,不考虑预期性。一些监管机构会要求申办者快速报告特别关注事件,不考虑因果关系或预期性。

---

⑥ ICH E2A *Guideline for Industry: Cinical Safety Data Management: Defi nitions and Standards for Expedited Reporting*, Step 5 as of October 1994(http://www.ich.org).

⑦ ICH E2B *Guidance on Data Elements for Transmission of Individual Case Safety Reports*, Step 5 as of July 1997(http://www.ich.org).

⑧ E2B(M) *Clinical Safety Data Management: Data Elements for Transmission of Individual Case Safety Reports*, Step 5 as of November 2000(http://www.ich.org).

CIOMS Ⅳ工作组赞同 ICH 指南 E2A,且向监管机构建议协调快速报告的标准,包括可疑且非预期严重不良反应。一些例外及特殊的情况下(例如,有必要对特定不良反应进行监测及仔细审查时),申办者应以快速报告的方式报告预期的可疑药物不良反应。如果报告的事件不需要考虑因果关系,以固定的周期和格式的定期报告通常是合适的,例如行列表;当然,这需要事先取得相关监管机构的同意。

2.快速报告:因果关系

ICH E2A⑨结合相关性概念给出了可疑不良反应的定义,该定义已被大多数监管机构所采纳;然而,对其含义的解释却并不相同。不同之处在于对两个短语的使用,即"因果关系存在合理的可能性"和"不能排除因果关系"。而 ICH E2A 的作者认为它们表达的含义相同。他们的解释是,前一个短语是基于临床判断的阈值,而后者应用广泛,包容性更强,并且评判空间更小。目前大多数申办者采用基于临床的方法,判断是否存在一种因果联系的合理可能性。如果申办者报告基于是否存在完全被排除的因果关系判断,那么快速报告的数量可能会出现巨大的增加。如果某些国家依然要求快速报告严重的药物不良反应,而不考虑预期性,这将对快速报告的数量产生非常重大的影响。即使完全协调一致,排除预期性报告,快速报告数量的显著增加也会给管理带来巨大影响。

CIOMS Ⅵ工作组不认为通过降低判断不良事件为可疑不良反应的标准来增加快速报告数量的方式,能够有助于对受试者进行保护或对安全性的全面评价。相反,个例报告通常不是有效的传达重要的新安全信息的方式。CIOMS Ⅵ工作组建议监管机构在可疑药物不良反应的定义中采用短语"因果关系存在合理的可能性"并考虑去掉"不能排除因果关系"这一短语。

关于该主题更多讨论见第Ⅳ章第二节和附录1(词汇表)。

3.快速报告:预期性

CIOMS Ⅲ/Ⅴ 报告基于研究药物 DCSI 中的"列表"信息⑩,定义了临床试验不

---

⑨ ICH E2A *Guideline for Industry: Cinical Safety Data Management: Definitions and Standards for Expedited Reporting*, Step 5 as of October 1994(http://www.ich.org).

⑩ *Guidelines for Preparing Core Clinical-Safety Information on Drugs. Second Edition, Including New Proposals for Investigator's Brochures. Report of CIOMS Working Groups* Ⅲ *and* Ⅴ. Council for International Organizations of Medical Sciences, Geneva, 1999.

良事件的预期性。因为作为研究者手册的一部分,DCSI 适用于所有进行临床试验的地区,并将用于确定报告的预期性。只要一种药物获批,法规可能要求在一个特定国家使用本地数据表(例如,美国的产品说明书、欧盟产品特性摘要)来进行预期性的判断。CIOMS Ⅲ/Ⅴ 和 CIOMS Ⅴ 工作组也提出了建议,一旦药物上市,本地数据表将用于"所有来源报告的预期性判断,包括来自临床试验的报告"[11][12]。然而,也有可能在某些情况下,临床试验中为了向监管机构、伦理委员会及研究者提供统一报告,报告最好基于单一参考文件。例如,如果有大型国际Ⅳ期试验在几个地区进行,由于不同地区更换标签批准阶段的不同,当地的数据列表可能会有所不同,从而导致不同国家报告情况不同。在这种情况下,CIOMS Ⅵ 工作组建议使用 CCSI 代替本地标签上市, 用于上市后临床试验中的报告, 类似于 PSUR 中将 CCSI 作为信息列出的依据。因此,CIOMS Ⅵ 工作组给出与早先 CIOMS 的建议不同的意见。

为了保持全球临床试验报告的一致性,工作组建议只要一种药物上市,CCSI 立即成为安全性参考信息,用于判定向监管部门递交的Ⅳ期临床试验报告的预期性。对于已上市药物开发新适应证、新目标人群和新剂型的临床试验,应该努力尝试使 DCSI 和 CCSI 保持一致;但是当 DCSI 和 CCSI 不同时,应使用 DCSI。

一些申办者基于事件级别判断病例的报告性(即,如果可疑不良反应是严重且非预期的,则需要报告该病例),一些申办者在病例层面上决定个例的可报告性(即,该病例至少有 1 个事件满足可疑严重和 1 个事件满足非预期)。当严重不良反应为可预期的,且非预期不良反应是非严重的,则后一种情况会导致错误的报告。

与自发报告一样,CIOMDS Ⅵ 工作组建议在事件级别确定临床试验个例报告的可报告性。也就是说,仅当可疑不良反应是严重且非预期的,该个例才满足快速报告的标准。

4.快速报告:非盲

盲法临床试验对非盲法个例报告提出了特殊的要求。而在 ICH 指南和 CIOMS

---

⑪ *Ibid.*

⑫ *Current Challenges in Pharmacovigilance: Pragmatic Approaches. Report of the CIOMS Working Group* Ⅴ. Council for International Organizations of Medical Sciences, Geneva, 2001.

推荐中该过程已被定义⑬⑭⑮,在此重申。

被选定需要快速报告的药物可疑且非预期严重不良反应,通常为非盲。然而,很有可能会出现更适合保持盲态的特殊情况,例如,其疗效终点也是严重不良事件(SAE)。在这种情况下,方案中应明确规定应遵循的条件和过程,且申办者征得相关监管机构的同意。这些例外情况应在方案和研究者手册中有明确的描述。

非盲的例外情况并不总是显而易见的。因此,事先建立例外情况的明确标准并取得监管机构的同意至关重要。即便是建立了明确的标准,在等待进一步信息期间仍需要上报个例报告。例如,如果研究的终点是心肌梗死,在报告的时候诊断可能不确定。在这种情况下,应该继续保持盲态,直到终点可被排除。在终点不清楚的情况下,应该建立一种机制用于非盲状态下做决定,这种机制应在方案中描述。例如,一个"委员会"可能由两到三名医生组成,由他们对每一个报告评估其可报告性,并决定是否适用于例外情况。制定决策的标准和程序应当与这些例外情况的标准保持一致。

申办者可以选择成立一个独立的 DSMB,负责对来自一个或多个临床试验的安全数据进行持续的审查和评估(见附录 8 关于 DSMB 的内容)。一种可能性是申办者须取得相关监管部门的同意,并且 DSMB 在处理个例报告时为非盲态。相反,由 DSMB 负责通知所有申办者任何重大的安全问题,而这些问题又将由申办者以快速报告的形式递交给监管机构和伦理委员会。这些信息确切的性质和内容将视情况而定。

申办者应与监管机构讨论使用 DSMB 以代替快速报告。

5.快速报告:对照药

一旦个例报告揭盲,就会出现是否报告对照药或安慰剂的问题,尤其是考虑到非盲通常基于试验药物预期性。在非盲状态下,来自空白对照组的报告通常不需要进行快速报告。关于对照药,CIOMS Ⅵ工作组认为临床试验的申办者有义务将报告发送至对照药的上市许可持有人(MAH),或者当其他公司不知道该信息或者该

---

⑬ ICH E2A Guideline for Industry: *Cinical Safety Data Management: Definitions and Standards for Expedited Reporting*, Step 5 as of October 1994. http://www.ich.org.

⑭ ICH E6 *Good Clinical Practice: Consolidated Guideline*, Step 5 as of May 1996. http://www.ich.org.

⑮ *Guidelines for Preparing Core Clinical-Safety Information on Drugs. Second Edition, Including New Proposals for Investigator's Brochures*. Report of CIOMS Working Groups Ⅲ and Ⅴ. Council for International Organizations of Medical Sciences, Geneva, 1999.

信息由临床试验申办者独有时,直接向监管机构报告。当报告发送到对照药 MAH 时,临床试验申办者应将该报告的监管状态通知对照药 MAH。如果申办者选择只将报告转发给 MAH,MAH 预计将在适当时候向监管机构递交该报告。如果申办者选择只向有关监管机构递交报告, 则其通常不能从监管机构获得最新的安全信息参考(例如,EU SPC)。即使是这样,对所有需要上报这些报告的国家收到的安全数据表提出质疑还未取得一致同意。在这种情况下,由申办者向监管机构报告应不考虑预期性。由申办者选定的独立方法,应当事先确定,并申请在特定的临床试验项目中始终保持一致。

CIOMS Ⅵ工作组建议,来自安慰剂组的非盲态个例报告一般情况下不应以快速报告的形式向监管机构报告。另一方面, 建议不考虑预期性, 向监管当局或对照药 MAH 以快速报告的形式报告来自对照组非盲态的个例报告。同样,开放性研究中来自对照组严重的可疑不良反应,应以快速报告的形式向相关监管机构和(或)对照药 MAH 报告,无需考虑预期性。

应该指出的是,这项建议可能至少与一项指导原则相矛盾,即欧盟临床试验指令。该指令建议同时向监管当局和 MAH 递交对照药物的快速报告。CIOMS Ⅵ工作组认为也许在这方面可以采取更灵活的要求,或许可以更接近 FDA 的要求,即申办者或者 MAH 负责向监管机构递交个例报告。2004 年 4 月,欧盟指令发布的指导方针表明,来自对照组报告的预期性判断要基于包括在方案或 IB 中的任意数据表。CIOMS Ⅵ工作组认为比起以某种武断的方式来确定预期性,不考虑预期性的报告更合适。如果申办者利用大量安全性参考消息便能够鉴别可疑药物不良反应的合理性,这种例外情况是可能存在的。

6.快速报告:自发报告

在新药临床开发的早期,当人们对它的安全性知之甚少时,提高对严重不良事件的认识水平及审查是尤其重要的。因此,ICH 指南 E2A 建议临床试验中导致死亡或危及生命的非预期可疑药物不良反应,应在 7 个日历日内报告。随着安全信息有了更广泛的认知,一种药物在任一国家被批准上市时,就没有必要再以相同的时限要求(7 个日历日)递交上市后不良反应的自发报告。

CIOMS Ⅵ工作组建议, 作为一般规则,7 天报告仅限于临床试验中的报告,不包括自发报告。这一般适用于该药物在未获批国家的报告递交,以及在该药物获批的国家(请注意,这可能与现行法规相冲突,且不应取代现行法规)。

7.立即报告而非病例报告

ICH 指南 E2A 以及一些国家和地区的法规规定了申办者向监管机构递交快速报告时应包含的其他类型信息，包括临床安全信息显示对受试者具有潜在严重不良反应（包括但不限于致突变性、致癌性或致畸性）；增加频率（参见 CIOMS Ⅴ 报告中的讨论"增加频率"）或先前确认为严重不良反应的严重性升高；试验药物与对照药物比较严重不良事件的发生率明显升高；与一般人群的背景发生率相比，严重不良事件的发生率高于预期；药物动力学研究中观察到的明显药物相互作用；与治疗过程相关但与治疗无关的不良事件。

此外，ICH 指南 E2A 指出，"申办者应迅速采取行动向所有相关研究者/研究机构和监管机构通知其获得的新发现，这些发现可能对受试者的安全产生不利影响，影响试验的进行，或更改 IRB/IEC 的批准/赞成继续开展实验的意见。"

在上述情况下，需要快速递交的信息不是个例报告，当前的标准是在 15 个日历日内报告；然而，报告开始的时间可能未知。CIOMS Ⅴ 工作组建议这样的报告可以称为及时通知，而不是快速报告[16]。在缺乏标准定义的情况下，可将研究协调员（非临床或临床）意识到潜在重要性发现的时间作为开始时间。然而知易行难，因为这种意识何时真正开始并不总是清晰的。另一种方法是，申办者可以设立一个决策委员会，一旦出现可能的新发现，决策委员会应立即开会讨论，并形成一个 15 个日历日的报告，时间从委员会决定信息需要报告的那一天开始算起。

对于个例报告以外的其他情况，CIOMS Ⅵ 工作组建议申办者明确其内部决策形成过程的标准操作程序（SOP），包括如何确定开启计时日期。

除快速报告一般标准外，与试验药物无关但与治疗方案相关的严重不良事件也应以快速报告的形式上报。

没有既定的格式报告用于报告与方案有关的不良事件。一种合理的方法是使用 CIOMS Ⅰ 报告模板，在模版的事件描述位置说明相关情况。举个例子，在一项治疗高血压新药临床试验洗脱期，伴随着血压上升，中风发生率明显升高。

8.快速报告：研究者和 IEC/IRB

虽然 ICH 指南 E2A 相对成功地协调了向监管机构递交的报告，但它没有具体

---

[16] *Current Challenges in Pharmacovigilance: Pragmatic Approaches*. Report of the CIOMS Working Group Ⅴ. Council for International Organizations of Medical Sciences, Geneva, 2001.

说明向研究者和伦理委员会递交什么不良事件。相反,它建议读者参考 ICH 指南 E6 (GCP 指南),后来指出"申办者应加速向所有提出报告需求的相关方——包括研究者/机构、IEC/IRB,以及监管机构——递交所有药物可疑且非预期严重不良反应报告"。在 ICH 之前,一些国家要求向研究者发送快速报告的特殊监管要求,要求将个例安全性报告递交给在相同临床试验授权机构登记的正在进行临床试验的所有研究者(如美国的 IND)。随着 ICH 指南 E6 的采纳,现在其他国家要求那些以快速报告形式提交到监管机构的报告,同样,如果该研究者正在进行的临床试验包含该试验药,也需要递交给本国的所有研究者。

CIOMS Ⅵ 工作组建议取消目前向研究者和伦理委员发送大量个例报告的做法,更合理的方式是向所有需要了解的人员提供重要的安全信息。这样的方法需要研究者及伦理委员会定期和必要时进行交流,交流内容包括重要的安全信息更新,以及不断变化的获益–风险平衡信息。

欧盟临床试验指令不包括向研究者发送个例安全性报告的要求。在欧盟境内的监管部门,可以选择转而要求申办者向研究者提供定期安全性清单和简明扼要的安全性总结。研究者查看清单的周期没有具体说明。然而,该指令确实介绍了每季度向伦理委员会递交事件列表的可能性,以代替来自其他地区的个例报告。欧洲的一些国家,如德国、奥地利已将其纳入新的国家法规,继续要求向本国的研究者和伦理委员会及监管机构递交个例安全性报告。

当涉及向 IRB/IEC 递交快速报告时,国际现有规则甚至更加不明确,而且更加不一致,甚至 ICH 指南 E6 在这方面的规定也不明确。虽然 E6 明确规定了应该向研究者递交快速报告,但规定了仅"在必要时"快速报告到 IEC/IRB。一些国家监管机构,包括美国 FDA,规定由 IEC/IRB 负责决定从研究者必须接收的信息内容。另一方面,申办者有责任确保研究者遵从 GCP 规定,包括遵守由 IEC/IRB 所定义的规则。因此,无论研究者所在哪个国家,申办者通常会指导研究者向其相应的 IRB/IEC 递交快速报告。

新版欧盟临床试验指令明确指出,向 IECs 递交报告是申办者的责任[17]。然而,根据 2004 年 4 月发布的最终版指南,允许只向 IEC 递交其所在国家的快速报告,

---

[17] Directive 2001/20/EC of the European Parliament and of the Council of 4 April 2001 on the approximation of the laws, regulations and and administrative provisions of the Member States relating to the implementation of good clinical practice in the conduct of clinical trials on medicinal products for human use, Article 17: Notifi cation of serious adverse reactions. http://www.emea.eu.int/

来自其他地区的报告以季度列表的形式递交。此外,任何对受试者安全性或试验进行有不利影响的、重要的新安全信息都应在 15 日内报告给伦理委员会[18]。

随着国际多中心临床试验数量的增加以及经典研发项目规模的扩大,从几百到上千个有时甚至上万个, 研究者或 IEC/IRB 需要进行和处理的报告数量惊人。申办者采纳了 CIOMS 报告的建议,使用比以往实际操作更高的标准来判断事件的预期性[19],向监管机构和研究者递交的报告数量已有明显增加。如果监管机构对事件"可能与药物有关"的标准不够严格(例如,ICH E2A 对药物相关的不良反应事件是按字面意思,包括所有不能明确排除因果关系的事件;请参考附件 1 的详细探讨),"可疑反应"的数量将会再度增加。随着报告数量的增加,对于压倒性的报告以及大量受试者揭盲,研究者/IEC/IRB 对试验完整性的担忧也在增加。

申办者已逐渐习惯基于既定标准向监督管理部门递交报告, 而是否能够有效地向许多甚至上百个研究者和 IEC/IRB 递交相同信息还值得商榷。申办者和监管机构通常已经建立了自己用于存储、编目、编码、分析信息的计算机数据库。研究者和 IEC/IRB 一般很难克服即将迎来的大量纸质工作。即使每个研究者都有资源来管理、维护和分析数据,其冗余价值也是值得怀疑的。同样,一些 IEC/IRB 仍将需要接收和审查来自各中心的个例报告,他们缺少资源来管理和解释来自其他中心的个例报告,并将它们置于适当的位置。调查问卷问题 24(见附录 3)结果显示,IEC/IRB 在处理目前接收到的信息时的受挫程度。

不幸的是,当出于良好目的去更好地保护受试者时,系统已经升高变成一项资源密集型活动,不一定能将有用的安全信息有效地传递给需要了解和使用的人。

CIOMS Ⅵ工作组认为个例报告不应该作为传递重要的新安全信息的代名词。当以遵守规定为目标时,申办者倾向于对因果关系和预期性进行保守评估。此外,

---

[18] *Detailed guidance on the collection, verification and presentation of adverse reaction reports arising from clinical trials on medicinal products for human use*, issued April 23, 2004 (http://www.emea.eu.int/)

[19] CIOMS III/V introduced the concept of threshold for deciding when to add a new adverse reaction to the DCSI, which includes a reasonable degree of suspicion of a causal relationship. Many sponsors were more likely to include events in the IB sooner and thus consider them expected. While the higher threshold (do NOT include events so soon) is considered an improvement from the standpoint of the value of the information in the DCSI, it has resulted in many more expedited reports being sent to regulators, investigators and ethics committees since they remain unlisted/unexpected. For more discussion, see Section e. below.

众所周知的是,研究者对因果关系的评估是一个粗略且不严谨的参考意见。因此,个例报告不会总是(并且通常不会)包含重要的新安全信息。相反,重要的新安全性情报并不能通过零散的个例报告传递,最好是通过汇总分析报告。

虽然与既定法规相冲突,但 CIOMS Ⅵ 工作组建议取消申办者向研究者和IEC/IRB 递交个例快速报告。相反地,申办者应该常规更新获益–风险文件,并且突出显示重要的新安全信息。重要的新安全信息偶尔是个例报告,若影响到试验的进行或有必要马上修订知情同意书,仍需要递交快速报告。更常见的是,根据累积信息汇总分析评估发现的重要的新安全信息应定期递交,如第 Ⅴ 章所示。

关于向研究者和 IEC/IRB 更新报告的建议,参见本章第三节。

三、临床试验安全信息的定期递交

1.研发期间安全性更新报告(DSUR)

临床试验安全性更新报告的法规要求各不相同。一些国家或组织的监管机构要求临床试验在研发期间定期递交安全性报告。而绝大多数国家是在近期欧盟临床试验指令施行之后才规定了这样的要求。这些国家对于定期报告的格式、内容以及时限的规定各不相同。药物上市后,要求以 ICH 指南 E2C 格式递交 PSUR 的国家同样会收到更新的临床试验安全信息。

在美国,FDA IND(新药临床试验申请)规定了"年度新药临床试验申请报告",其中包括最严重、发生率最高的不良事件及其中止原因的事件列表[20]。2004 年 5 月实施的新版欧洲临床试验指令中, 第一次提出了同时适用于上市前和上市后对临床试验定期安全性报告的要求[21]。除了向监管机构递交年度报告以外,也可以向研究者和伦理委员会递交一个简短的季度安全性总结列表。

CIOMS Ⅵ工作组建议规定单独的研发期间安全性更新报告(DSUR)应采用统

---

⑳ U.S. Code of Federal Regulations 21CFR312.33: Investigational New Drug Application Annual Reports, Revised as of April 1, 2004. http://www.accessdata.fda.gov/

㉑ Directive 2001/20/EC of the European Parliament and of the Council of 4 April 2001 on the approximation of the laws, regulations and administrative provisions of the Member States relating to the implementation of good clinical practice in the conduct of clinical trials on medicinal products for human use, Article 17: Notification of serious adverse reactions. http://www.emea.eu.int/

一格式和内容向监管机构递交年度报告,具体内容和格式有待讨论。在这一方面,CIOMS Ⅵ工作组赞同欧盟临床试验指令文件中提到的"关于人类用医药物临床试验安全性报告的收集、确认以及递交的详细指导原则"。但是,强烈建议报告应基于整个发展计划而不仅仅根据单个方案。

应考虑将世界上第一个被授权开始临床试验的日期设立为共同的国际诞生日[22]。CIOMS Ⅵ工作组建议事件列表使用 MedDRA®首选语（PT）。DSCI 应附在 DSUR 年度报告中,并说明与上一版本内容的不同之处,且突出标记重要的新安全信息。

对于已经建立完善安全信息的药物,且大多数临床试验是已获批适应证的Ⅵ期研究,强烈建议用 PSUR 替代 DSUR。

关于 DSUR 的内容、格式以及时限的详细提案已经超过本工作组的范围。不过,该提议已由新的药物安全性工作组即 CIOMS Ⅶ工作组采纳。

2.研究者手册及 DCSI 更新

通过更新研究者手册(IB)来通知研究者新发现的安全信息是普遍且至关重要的方法。ICH 指南 E2A 明确表示,"一般来说,试验申办者应该根据需要和当地法规要求,修改研究者手册,以保证安全信息的持续更新。"一些国家监管机构也采用定期更新 IB 的方式通知研究者相关信息,然而大多数对这种定期报告的更新周期未做明确的规定。

CIOMS Ⅲ/Ⅴ报告介绍了研发核心安全信息(DCSI),并建议 DSCI 应该作为 IB 的一部分用来支持制药公司对可疑不良反应的依据[23]。一些申办者已经将 DCSI 作为 IB 的附件之一,其优势是,相比 IB 年度更新频次而言,仅更新附件内容有利于及时、多次更新安全信息。

CIOMS Ⅵ工作组认同 CIOMS Ⅲ/Ⅴ的建议。申办者应该建立将 DCSI 整合到 IB 中的策略,或者将其作为 IB 的一个特殊章节或附件。DCSI 应明确定义公司认为

---

[22] The concept of a single DSUR for submission to regulators with an international birthdate has also been proposed by FDA, Docket No. 00N-1484, CDER 199665. Safety Reporting Requirements for Human Drug and Biological Products. http://www.accessdata.fda.gov/

[23] *Guidelines for Preapring Core Clinical-Safety Information on Drugs. Second Edition, Including New Proposals for Investigator's Brochures.* Report of CIOMS Working Groups III and V. Council for International Organizations of Medical Sciences, Geneva, 1999.

有充足依据怀疑与药物相关的事件。从上市前标准的角度来看,DSCI 应包含预期事件列表。

与 CIOMS Ⅲ/Ⅴ 工作组的建议一致,CIOMS Ⅵ 工作组建议申办者至少每年审阅一次 IB 和 DCSI,并且对其进行适当更新。如果 IB 和 DCSI 没有任何变化,也应在合适的时机告知研究者和伦理委员会,以进行常规定期更新。

3.与研究者和 IEC/IRB 进行其他定期沟通和必要时沟通

如上所述,CIOMS Ⅵ 工作组建议个例安全性报告不应以常规途径报告给研究者和 IEC/IRB。相反地,建议定期与研究者和 IEC/IRB 进行沟通,沟通时间点根据研发阶段而定。

对于未经批准的药物,CIOMS Ⅵ 工作组建议向研究者和 IEC/IRB 进行定期报告以代替快速报告,报告的内容为自上一次定期报告之后向监管部门进行快速报告的非盲临床试验事件列表,并带有对所有变更之处解释的当前 DSCI 复印件。如果没有变更则须进行声明,以及对紧急安全性文件进行简要总结。虽然默认每季度更新,然而有时候即时沟通更为适当。同样,也可能存在不需要太频繁更新就已经足够的情况。

对于已上市药物,向研究者和 IEC/IRB 定期报告的时间范围则取决于新适应证的研发程度。对正在进行 Ⅲ 期临床试验的药物,建议继续进行季度报告。对于已经研发良好的药物,建议以更低的频率进行更新,在某种程度上仅需要在有重大新安全信息时向研究者更新报告即可。

当申办者向研究者或 IEC/IRB 提供更新报告时,无论是已上市或未上市的药物,列表中应仅包含来自临床试验揭盲后的快速报告。列表中也应包括区间数据,例如,只有自上一次更新后的快速报告;然而,紧急安全性文件汇总则应考虑到所有累积的数据。建议使用 MedDRA®首选语(PT)。列表中不应包括自发报告;相反,在自发报告中出现的重大问题可以在更新报告的描述部分进行说明。

对于 Ⅳ 期临床试验,研究者和与其相关的 IEC/IRB 对 CCSI 的变更进行沟通已经足够,定期报告或列表则不再必要。

除了定期向研究者递交报告外,也会出现立即沟通更为合适的情况,如对重要信息进行立即沟通。这必须基于临床判断、事件的严重程度以及因果关系判断证据的强度。即使这类安全警报更可能基于几个报告的综合分析,但也可能会有个例不得不快速向研究者和监管机构递交的情况。例如,研发初期的第一份严重肝毒性报告,且因果关系为可能有关,则需要向研究者快速报告。

如果从个例报告或汇总数据审查中发现了重大安全性问题,申办者应该立即向有关人员,即监管部门、研究者和IEC/IRB起草一份通知。一个重大安全性问题的出现意味着将会严重影响临床试验或者项目的进程(包括潜在的暂停试验项目,或修改试验方案),或不得不立即更新知情同意书。

4.安全管理流程

如第Ⅲ章和第Ⅴ章所详述的,CIOMS Ⅵ工作组强烈建议申办者在研发阶段建立和实行管理安全信息常规审核的相关体系。确定明确的角色、责任以及问责机制,以保证在安全信息在确定之前就经过全面审核是非常重要的;并且在出现特殊情况时,有相关机制可以随时启动必要的审查也是至关重要的。

CIOMS Ⅵ工作组建议申办者建立一个安全管理团队,审核所有安全信息,从而形成多职能建议以便制定决策。其次,建议安全管理团队在药物上市前每季度进行一次审核,药物上市后须与 PSUR 报告审核时间相一致(六个月或一年)。此外,可能需要召开临时安全管理团队会议,以解决紧急安全性问题或重大安全性信号。

安全管理团队会议应审查研发阶段所有涉及的安全性文件,以对 DCSI 或知情同意书进行更改,从而考虑是否应该对临床试验的药物做出更改。这些会议的结果构成了简要安全性报告的主要部分,可能会以定期报告的形式提供给研究者和 IEC/IRB。

四、其他报告注意事项

CIOMS Ⅵ工作组认为定期安全性总结,包括偶尔必要时的警报报告,应足以使研究者和 IEC/IRB 知晓新药研发阶段的安全信息。然而,同时也应意识到,在某些地区现存的法规仍要求向研究者和 IEC/IRB 递交个例报告。

DSMB 广泛应用于单个大型临床试验中,但通常不负责监督整个临床研发项目。因此即使信息并非来源于 DSMB 负责的临床试验,确保这些新的安全信息报告给 DSMB 也尤为重要。

通常,一个药物的研发者或制造商不是该药物临床试验的申办者,而是协商同意在经济上支持外部研究者–申办者,或作为提供药物供应的一方。这种情况下,研究者作为申办者有责任遵守临床试验管理规范,并且应遵守该区域的所有法规,或遵守进行此临床试验所在区域的法规。然而,重要的是研发者/制造商应确保拥有接触重要安全信息的权限,以便自己履行总体评估、报告以及沟通重要安全信息的义务(参考第Ⅳ章第二节)。

CIOMS Ⅵ 工作组建议为外部研究者–申办者建立标准法规,无论是临床或是非临床研究,所有可疑的药物严重不良反应以及任何以往未意识到的可能对患者造成危害的可疑风险,都应由研究者–申办者向公司报告;条款中还应包含及时获取最终研究报告的说明。

五、知情同意书

临床试验期间,必须确保以保证受试者的安全为第一目标。在临床试验期间应及时对可疑的药物不良反应进行评估,以便评估在临床试验继续进行过程中是否需要采取任何行动,其中包括但不限于需要向受试者沟通新的重要安全信息。

研究者与受试者之间的沟通是传达信息的主要方式。经 IEC/IRB 同意并批准的知情同意书,应以受试者或受试者监护人可以理解的方式对参与临床试验的风险和获益进行描述;其中信息必须是实时的,且无偏祖倾向。CIOMS 于 2002 年发布了涉及人类受试者的生物制品研究的国际指南,该指南为研发中解决复杂问题提供了参考,并且提供了作为完善知情同意书和向患者进行知情同意时应遵循的规则[24]。指南中包括取得以及更新知情同意书的过程、保证受试者理解的重要性,以及伦理委员会可能会批准免去取得知情同意书的情况(如紧急情况)、文化差异的考虑和保密性。

以往从未深度考虑的关键部分是关于决定哪些不良反何时应加到知情同意书中。实际上,研究者和伦理委员会之间由于现在收到的都是个例快速报告,所以没有能力做这一方面的决定,这一点困扰已久。

在介绍 DCSI 的概念时,CIOMS Ⅲ/Ⅴ工作组建议在增加新的严重不良事件到 DCSI 时应采用相对较高的标准(例如与 CCSI 相比),因为一旦将这些事件增加到

---

[24] *International Ethical Guidelines for Biomedical Research Involving Human Subjects*, Prepared by the Council for International Organizations of medical Sciences(CIOMS) in collaboration with the World Health Organization(WHO), CIOMS, Geneva, 2002.

DCSI 中,则会变成"已知",任何后续的报告将不再快速报告给监管机构、研究者和 IEC/IRB。对这种情况的解释如下(例如,将事件加入 DCSI 的标准较高):严重不良反应的新信号需要进行持续认真监测和关注;根据个例报告中的特殊事件更新 DCSI,例如,即使有新报告中发生相同事件,将可能不需要再过多关注该事件。CIOMS Ⅵ工作组认为以下两个原因可能使高标准不再适用:①通过在研发期间实施系统化流程(见第Ⅲ章)来进行药物警戒和风险管理,将会对所有安全性问题进行持续监控;②保持高度的敏感性,确保受试者获知所有新的重要信息,即使这些信息很微小(见第Ⅱ章)。因此,CIOMS Ⅵ工作组认为将新的严重不良事件增加剂 DCSI 的标准应与 CCSI 的标准相同。

此外,建议以同样的标准适用于知情同意书。采用 CIOMS Ⅲ/Ⅴ标准使患者知情,确保信息的一致性。降低在知情同意书加入安全信息的标准,不太可能增加受试者风险;相反,基于已知的信息,更可能使风险降低。

CIOMS Ⅵ工作组建议 DCSI 和知情同意书采用与 CCSI 的相同概念和标准。因此,向研究者和 IEC/IRB 告知 DCSI 更新的同时也表明了需要更新知情同意书,最后决定取决于 IEC/IRB。

CIOMS Ⅵ工作组认为此类政策将会受到研究者和伦理委员会的欢迎,因为他们目前正难以决定应该将个别病例报告的哪些信息增加到知情同意书中。这对于患者来说也有益处,他们将会看到重要的信息,而不是一个长长的因果关系不明确的不良事件列表。

在出现可能会影响受试者参与试验意愿的新信息的任何时候,都应更新知情同意书,包括新的风险信息。CIOMS 国际伦理指南建议在某些特定情况下,如长期研究,无论是否有新信息都应定期更新知情同意书。多数情况下,对于试验继续参与者,在下次预定随访时更新知情同意书就已经足够。然而也可能会有即刻沟通更加合适的情况。例如,已识别的新风险是危及生命的,即便获益–风险评估为有利,这种情况应选择立即沟通相关信息。如果两次随访间隔时间比较长,在此期间对不太危险的情况也建议进行沟通。

六、其他沟通考虑因素

本章涵盖临床试验申办者向其他利益相关者,即审批机构、伦理委员会、研究者、DSMB 以及受试者报告和沟通安全信息的内容。本章未涉及关注度和审查力度正在升高的内容是向治疗医生和患者沟通临床试验安全信息和有效结果，他们可能不会直接参与该药物的临床试验。但是对于他们来讲，这些信息可能对选择治疗方案非常重要。本主题更多内容见第Ⅱ章第三节，其中包括本工作组认为该话题已超出自身工作范围的理由。

七、结论

本章介绍了一些关于向监管机构、研究者和 IEC/IRB 报告安全信息的新建议，此外也对知情同意书的内容和更新时间进行了建议。虽然一些建议并不符合目前一些国家的规定，但是 CIOMS Ⅵ工作组认为这些建议是有以下优点：

● 有用、有效的安全信息将会报告给伦理委员会和研究者。在整个研发过程中，不向研究者和伦理委员会递交大量的个例报告，因为它们可能没有良好的资源来处理和有效解释这些报告。

● 鼓励申办者提高系统和程序，以维持研发阶段对安全信息积极主动的监测。

● 强调应用一致的方法向 DCSI（从而向 IB）中增加新信息，在判断向监管机构递交的临床试验报告中事件的预期性时，以及向知情同意书中增加药物不良反应时，将产生更大的一致性。

如果这些建议由监管机构采纳并实施，CIOMS 工作组相信其结果是将更高效的系统应用于管理临床试验安全信息；更重要的是，对于向所有需要被即时告知和采取适当措施的人员确定和沟通重要的新安全信息，也将更加有效。

概念和建议总结

一、引言和概述

- 患者和受试者会出现不同"可接受"等级的伤害或风险,在这个意义上,风险和伤害对个体而言属于相对概念。

- 虽然 GCP 法规或指南通常会涵盖药物安全性管理的一般责任,但开发更具体的、面向国际的药物警戒质量管理规范(GPP),将有助于理解该领域的详细信息和日益增长的复杂性。

- 尽管上市前和上市后的安全监测与管理之间存在一些重要差异,但二者之间应该建立更强烈和更密切的联系。

- CIOMS 工作组所提出的基于科学原则的建议,用于协调数据收集、监测、分析、评估/解释等诸多领域,并与临床试验安全信息所有相关方进行沟通。这些建议的一般原则适用于Ⅰ期、Ⅱ期、Ⅲ期和Ⅳ期临床试验。

- 在任何临床研究方案中,合理的药物安全性监测计划的设计和执行实践指南不应只面向药物警戒/临床安全专家,而应面向所有为进行新药或诊断试剂,以及现有产品新用途和新制剂的研发而参与临床研究过程的设计、规划和执行人员。

- 本报告也面向独立的临床研究者和其他未参与商业药物开发的人员,因为追求更高的安全标准是为了保护患者。

- 任何研发项目的最终目标都应当是评估预期使用条件下的获益–风险关系并提供相应指标。然而,该报告只是间接地讨论了上述关系中的获益层面,并没有重点讨论获益–风险权衡时定性和定量的改进方法。

二、临床试验安全管理的伦理考虑

• 对于任何设计和进行临床试验的人员而言,最基本的原则是,任何不科学的研究都被视为不符合伦理。

• 不仅患者权利的重要性和敏感性日益增强,在非工业化国家、发展中国家以及在弱势和社会地位低下患者中开展的临床试验,其透明度(包括向研究者和受试者支付的费用),以及所有试验结果(包括"负面"结果)的可及性同样如此。

• 尽管获得知情同意书是所有人类受试者临床研究的基础,但在某些情况下,如使用匿名组织样本、某些类型的流行病学研究、特定类型的调查研究(避免偏倚结果),以及在紧急治疗研究方案(至少在初期)中,可能无法或不宜获得知情同意书。

• CIOMS VI工作组赞同所有临床研究结果和结局都应当保持透明度的理念,特别是安全数据;然而,关于这一不断改进的主题的具体提案或建议涉及许多复杂的因素,而这些因素目前超出了本工作组的范围。

三、药物研发期间安全管理的系统性方法

• 虽然"药物警戒"一词传统意义上与上市后活动有关,但 CIOMS VI 工作组建议将该术语应用于上市前流程,以便在研发期间即开始收集、管理和评估安全信息。同样,关于风险评估和风险最小化的概念,包括风险管理等术语与上市后一样,同样适用于上市前。

• 对申办方而言,确保有一个明确的、构架良好的研发流程是非常重要的,这保证了能够快速识别、评估并最大限度地降低与上市前试验中受试者潜在获益相关的可能的安全性风险。该流程应该在第一项 I 期研究启动之前即开始实施,并且应当贯穿于药物或生物制剂获批后用于普通人群的整个过程中。事先考虑和确定组织中预期参与研究者的角色和责任非常重要。

• 在临床项目中,正式的研发风险管理方案(DRMP)应根据需要制定和修改。在新的临床研发项目的最初规划阶段,其中一个目标是收集必要的知识和信息,从安全角度出发,合理规划最佳方案。该计划应包括前期记录的已知的、预期的和潜在的风险,以及在研发过程中解决上述风险的计划。在适当的情况下,DRMP 将最终成为上市后风险管理计划,并包含注册申请阶段。

● 申办方应建立标准操作流程,即可适用于所有开发项目中的过程框架,但该流程应当具有适当的灵活性,以满足不可避免的产品多样性的需求,以及与产品相关的广泛的安全性问题。在某些情况下,使用产品相关程序对标准操作流程进行补充也是合理的。

● 每个研发项目均应组建一个专门的安全性管理团队(SMT),定期审查所有可用的安全信息,及时做出安全决策。另建议在获批前至少每个季度开展一次审查,并与获批前和获批后(如适用)定期报告相协调。季度和点对点安全审查应考虑研究产品的整体安全性概况,对 IB/DCSI 和知情同意书做必要的更新,确定是否需要考虑对试验进行改进,适当时应与研究者、伦理委员会和监管人员及时进行沟通。

● 应该为安全性管理团队以及每个团队成员明确定义职位和责任。每个团队成员都有责任和义务提出问题,尤其是源于他们各自学科的问题。同时应当赋予该团队充分的权利做出决策,以实现使风险最小化的同时临床试验受试者获益最大化,以及预测上市后产品使用情况等目标。

● 如涉及特许合作方时,应该提前确定一个联合安全性管理流程,包括明确各自公司的角色和职责,并规定交换和联合审查数据的时间表。理想情况下,上述条款应当作为初始合同的一部分,并且至少应该纳入关于安全性事宜的后续协议中。

● 连贯、系统地实施流程的关键是建立一个安排会议日程、跟踪问题的时间表,并确保实施项目完成的机制。CIOMS Ⅵ 工作组建议通过确立项目管理职能来管理这些任务,记录所有决策,并确保遵循内部程序。

● 从临床试验和安全数据库以及其他相关来源,如临床前毒理学部门(如致癌性、发育和生殖毒理学部门)、体外致突变性研究,以及药物代谢动力学和药物相互作用研究中获得的全部相关数据,必须随时可供安全小组使用。

● 将流行病学纳入研发规划过程中非常重要,这不仅可以确定所治疗疾病的自然史,还可以预测重要的混淆因素和并发症的背景发生率。了解上述信息有助于以正确的视角审视不断变化的安全性特征。

● 事实上,在计划研发所有新型医药产品时,都应该考虑到某些潜在的毒性类别。包括心脏传导异常、肝毒性、药物相互作用、免疫原性、骨髓毒性和活性代谢物形成。

四、临床试验中安全数据的收集和管理

• 如果研究者发现了认为对安全性有重要影响的信息,即使方案中没有明确说明必须收集,也应该向申办方报告(如果判断为关键信息,应立即报告)。为确保研究者对上述问题的敏感性,申办方的主要职责之一是对负责数据收集和报告的研究机构进行适当的培训。

• 但是收集"过量"数据可能会对数据质量产生负面影响。因此,病例报告表格中的字段应根据计划分析的数据元素进行选择,并且通常以研究结果汇总表的形式呈现。对于研究者临床判断认为重要,且在预定义数据字段中无法分类和简要收集的安全数据,应记录在病例报告表的评论部分。

• Ⅳ期研究期间的安全性监测,可能对扩充临床试验数据库具有重要作用,但可能不需要与Ⅰ~Ⅲ期试验相同的数据收集强度,但相同的原则和操作规范仍然适用。

• 尽管除研究者以外,其他人员在定期沟通过程中(甚至在访视期间)可能也会取得不良事件信息,但最终仍应由研究者负责确保信息是按照研究方案收集的。

• 如果一家非申办方的公司为独立试验提供了任何支持(如补给品、科研基金等),则该公司应从研究机构获得疑似严重不良反应的所有报告。公司收到相关报告后,应该开展因果关系评估,并决定是否应该向相应的监管部门发送报告,即使知道研究者已经自行发送了该报告。

• 在药物研发的早期阶段,通常有必要收集比上市后研究更全面的安全数据。此外,某些类型的药物可能需要更长时间的常规随访,如疫苗、免疫疗法和某些生物科技产品。

• Ⅰ期研究数据的收集、监测和评估需要特别关注,原因有二:①除了一些例外情况[如肿瘤药物、亚组人群(如器官损害)药物代谢动力学研究],Ⅰ期研究是在预期没有健康获益的健康志愿者中进行的;②研究结果对于未来产品的研发非常重要,必须仔细审查和解释。对于预防性治疗和预防性疫苗,Ⅰ期研究中所考虑的问题同样适用于后期临床试验。

• 由于没有明确的方法可以区分大多数药物不良反应(可归因于研究治疗的事件)与人群中作为背景事件出现且仅与研究治疗存在时间关联的临床不良事件,因此CIOMS Ⅵ工作组做出如下建议。

－研发期间任何临床试验中的所有不良事件,包括严重和非严重不良事件,无论研究者或申办方推定与研究制剂的关系如何,都应该进行收集,以便之后使用标准化方法对单一病例和汇总数据进行因果关系评估。该建议不仅适用于试验药物,而且适用于安慰剂、未治疗组或活性对比药物。

－对于在批准后立即开始的研究,也应当继续该操作规范。只要对上市产品的安全性特征已有了充分的了解和确认,收集较少的数据也是可以接受的。虽然应自始至终收集有关严重不良事件的详细信息,但对于安全性特征完善的产品,只收集研究者怀疑与药物相关的非严重不良事件也是合理的。这尤其适用于人群、适应证和剂量与获批使用药物一致的大规模、单一上市后试验。

－在数据收集过程中,一个常被忽视但可能比较重要的方面是关于患者/受试者可能使用草药和其他非传统疗法,而这些患者/受试者通常并未将这些治疗视为药物治疗。因此,对上述情况进行仔细询问非常重要,因为它们与研究治疗药物合并使用会导致药物不良反应。最近制定的草药分类和编码方案可供参阅。

•基于大量病例/汇总数据,而不是单一病例分析而得出的因果关系评估几乎都是更有意义的,并且通常对于临床试验的开展包括对知情同意书、研究设计和核心安全信息的更新具有更大的影响。然而,研究者对个别不良事件开展的因果关系评估可能在重大安全性问题的早期发现方面发挥作用,并且是罕见事件信息的唯一来源。

•CIOMS Ⅵ工作组建议要求研究者采用简单的二元策略(即相关或不相关)对严重不良事件和药物因果关系进行评估。所建议的方法之一是简单地询问研究治疗与不良事件之间的因果关系是否存在"合理可能性"或"无合理可能性"。或者,是否有合理的可能性? 是或否。

•从单一病例报告的不良事件原因中完全排除某种药物几乎是不可能的。因此,在早期确定安全性问题时使用"不详"或"不可排除"几乎没有任何价值。使用"不可排除"来暗示药物的相关性,会造成过度报告和系统冗余。

•工作组主张采用CIOMS Ⅲ/Ⅴ工作组关于核心安全信息以及DCSI(研发核心安全信息)报告,即关于CRF和任何严重不良事件表格的建议,其中应包括潜在病因的标准列表,研究者必须根据个人意见从中选择最合理的一项,具体为:病史;缺乏疗效/病情恶化;研究治疗方案;其他治疗方案,合并或既往治疗;停止研究治疗(撤药反应可被视为与药物有关);给药错误;方案相关程序;其他(请说明)。

•建议不要要求研究者定期检查非严重不良事件的因果关系信息。但是,在某些情况下,这种评估是十分有用且重要的,例如,对于特别关注的非严重不良事件。

• 应当鼓励研究者在 CRF 上提供诊断结果(如可能且适当),而不是提供每种单独体征和症状。该指示应在方案中予以明确说明。然而,当研究者提交包含诊断结果的严重不良事件报告时,体征和症状以及该诊断的其他支持信息的记录非常重要(特别是病例描述部分)。

• 在开始研究之前,建议制定鉴别并定义重大预期不良事件的具体标准,并传达给参与监测、评估和报告不良事件的研究者。

• 虽然通常没有必要为非严重不良事件制定具体的定义或标准,但对于可能成为更严重医疗疾病前兆(前驱症状)的明显非严重事件(例如,肌肉疼痛和 CPK 升高可能提示潜在横纹肌溶解),这一做法是非常重要的。当有证据证明或怀疑前驱症状的潜在重要影响时,此类前驱症状就成为了通常所谓的特别关注的不良事件。

• 在研究方案中明确规定"特别关注的不良事件"是非常重要的,即使根据常规监管标准认为是非严重不良事件,也应当对此类事件进行密切监测,并及时向申办方报告。

• 即使是将医疗中预期的严重临床事件作为临床疗效结局/终点而不是作为不良事件进行数据收集,也建议研究者必须记录这些数据,并按照研究方案中指定的时间表向申办方或数据与安全监察委员会定期报告,并由上述机构开展定期审查。

• 在临床试验期间向患者征集信息的过程(即询问治疗经历的方式)应该在各机构间保持一致,在可行的情况下,各方案之间也应当保持一致,并且应该在研究方案中、知情同意书中以及在研究者培训期间明确列出。无论采用何种方式方法,都应该在整个试验期间,包括基线期(治疗前信息)中保持一致。

• 最好是以一般术语向患者提问,而不是向患者暗示研究治疗可能造成疾病反应的可能性。例如,"自从我上次见到您以后,您感觉怎么样? 有任何您想讨论的新变化吗?"虽然不建议在征求患者近期治疗经历时阅读可能的 ADR 的详细列表,但对于已知的可能提示医学上重要疑似或明确 ADR 的体征和症状,患者应保持警惕,以便尽早提醒研究者。

• 通常,患者签署知情同意书的时间即为安全数据收集的起始时间。这样可以明确一个起点,有助于避免任何数据收集偏差。如果可能,即使患者停止治疗,也应在最后一次计划访视时对患者进行随访,以便开展适当的意向治疗分析。

● 作为一般规则,建议安全数据事件收集应在最后一次给药后延续至少另外 5 个试验药物半衰期。此外,应要求研究者始终认真观察可能潜伏的安全性影响,这些影响可能在停药后才会出现。

● 为了保证信号检测和评估流程的标准化,数据的质量和完整性是至关重要的。CIOMS Ⅵ工作组为这一重要目标提出如下原则:

– 研究中的单一病例安全报告应尽可能记录完整。

– 根据需要,应认真随访每一名患者。

– 所有相关数据库中必须保留报告者所用的不良事件原始术语。

– 如果认为报告者所用 AE 术语在临床中不准确或与编码所用标准医学术语不一致,应努力与研究者弄清楚事件的准确描述。如果仍然存在分歧,申办方可以根据自身对病例的判断进行 AE 术语编码,但应标明与研究者所用术语不同,并记录产生差异的原因。

– 应由具备并了解临床医学和编码词典知识的人员负责对所有编码的术语开展审查,以确保报告("字面")术语编码的一致性和准确性。

– 对 AE 数据开展的主要分析应基于研究者所用的术语或诊断;也可使用申办方术语进行其他分析,但必须对这两种分析之间的任何差异给出解释。

● 个例安全性报告(ICSR)必须由申办方指派在临床医学和编码领域具有广泛专业知识并接受过培训的人员进行分类和评估。应鼓励研究者就个人临床专业领域之外的临床重要事件进行专家咨询,以便申办方获得开展后续安全性评估所需要的全部信息。

● 根据目的的不同,不良事件列表可以列出报告术语(研究者原始术语)和申办方术语。然而,重要安全性分析(尤其是用于制定 DCSI 和 CCSI 的分析)应该基于研究者指定的术语(因其术语定义一致)。临床上存在差异的术语应予以适当标识,以确保导出最终数据过程的透明度。

● 某些公司和卫生部门始终将列表中的事件术语列为"医学严重"和"重要",即使个别病例可能不符合监管意义上的严重标准(例如,要求快速报告的病例)。此类"永远严重"的事件通常用于触发特别关注和评估。尽管此类列表最初是为上市后用途所制定,尤其是用于自发性报告,但也可能对获批前临床研究有用。CIOMS Ⅵ工作组并不认可任何特定列表,因为该列表可能高度依赖于研究治疗和特定人群,因此永远不可能完整。

● 因此,申办方应避免对严重不良事件病例中所报告的事件"过度编码"。每项此类报告应该只包含确保可在相关临床背景中进行检索所需的最少的词典术语。但申办方应当保持谨慎,也不能对事件"降级编码",即分配的编码可能降低事件/术语的严重程度或重要性。

五、临床试验数据的风险识别和评估

1.正在进行的安全评估

● 药物研发过程中进行持续性安全评估的目的为确保尽早发现重要的安全性信号,并更好地了解药物的获益-风险特征。

● 临床试验申办方应开发一套可在药物研发期间连续评估、评价并对安全信息采取措施的系统,以确保尽早识别安全性问题并采取适当的风险最小化措施,例如修改正在进行的研究方案,确保临床试验参与者不会面临过度的风险。

● 安全性监测、评估和分析应该以不损害个体研究或总体开发项目完整性的方式进行。研究申办方应充分了解各个研发阶段试验用药物的潜在风险和研究人群的发病特征。

2.安全数据管理

● 必须为不良事件和其他安全数据的诊断和记录制定统一的标准和规范。

● 申办方必须确保临床试验安全数据管理所涉及的活动(例如,数据录入、编辑检查、数据查询、使用标准词典术语进行不良事件编码等)谨慎、准确地进行,以确保安全数据库的准确性和完整性。

● 应根据对可接受风险的评估,尝试制定个性化的试验用药物安全性评估标准。由于没有评估或测定"可接受风险水平"的标准方法,因此必须在整个临床研发期间对此问题进行处理。如有可能,可以将与特定医药产品相关的风险与用于相似人群和适应证的现有产品的既有获益-风险特征进行比较,或者如果没有其他治疗药物可选,可以将其与疾病本身的风险进行比较。

3.安全信息审查

● 安全数据审查应包括对个例报告和汇总数据的分析,以便对药物安全性特征进行定性和定量分析。

● 对严重不良事件的评估需要详细了解单一病例。然而,对于常见事件,为了探索与药物之间的可能关系,仅对汇总数据进行分析也是合理的。

- 所有严重不良事件报告必须在规定的时间范围内进行审查,而对于汇总数据则应定期进行审查。

- 对所有单一严重病例和特别关注的不良事件(不考虑因果关系)进行及时的医学评估,并对所有可用的临床安全数据进行定期汇总评估,这对于药物研发期间信号检测的改进至关重要。

- 应根据患者人群、试验用药物的适应证、疾病自然史、目前可行的治疗方法和其他获益-风险因素对单一病例进行评估。

- 不良事件因果关系的判断应结合临床决策,以及所有已报告病例的汇总数据分析。在对不宜采用汇总数据分析方法的罕见事件或异常事件进行评估时,考虑研究者因果关系评估尤其重要。

- 理想情况下, 研究者和申办方应当在安全性开发项目和处理方案中鉴定特别关注的不良事件是否为严重事件,尽管它们并不一定符合监管部门对于严重性的定义。

- 还应该对临床试验中报告的非严重不良事件进行评估, 以寻找特别关注的不良事件,这将有助于追踪预期可能发生的事件,同时捕获非预期的潜在信号。

- 应定期对非严重不良事件进行严格评估, 特别是与中止研究治疗相关的不良事件。此外,虽然通常不会单独对非严重不良事件进行审查,但必须在研究报告和综合安全性摘要中仔细审查。

4.安全信息的审查频率

- 应频繁对严重和特别关注的不良事件进行审查,并定期对所有不良事件(无论严重性、因果关系或预期性如何)进行整体评估:①点对点审查,适用于严重和特别关注的不良事件;②对所有数据进行例行、定期、全面的审查,审查频率在各试验间存在差异,在各研发项目中也有所不同,取决于诸多因素;③由试验或方案所规定的里程碑事件(例如,完成试验的患者、试验结束、项目结束、编写综合性安全性总结以及上市申请)触发的审查。

- 还应定期开展适当的分析,以获取除不良事件之外的安全性相关信息,包括体检结果、生命体征、临床实验室检查、心脏电生理检查和其他评估。

- 在整个研发项目过程中,每项研究期间以及每项研究结束时都应当对安全性汇总数据进行定期监测和评估,以提供持续的获益-风险评估。

● 每次研究完成并揭盲时,均应对照先前的知识对所有安全信息(不仅限于临床不良事件,但理想情况下应包括新出现的疗效终点、生命体征和临床调查结果)进行评价、评估,并根据需要更新产品信息(研究者手册、研发核心安全信息、知情同意书、公司核心安全信息、本地数据表)。

5.分析和评估

● 尽管暴露于研究药物的受试者数量相对较少,可能会限制亚组分析的效能,但在可用的数据中,应按照剂量、持续时间、性别、年龄以及可能的合并用药和合并症进行分层。

● 汇总数据时,最好将具有相似设计的研究(如剂量、持续时间、确定不良事件的方法、人群)中的数据整合起来。

● 如果使用研究制剂的临床试验参与者治疗持续时间差异很大,则可以获得关于治疗持续时间对不良事件影响的数据。相比在治疗过程早期可能发生的不良反应,此类分析对于检测仅在长期治疗中发生的不良反应至关重要。

● 适用于汇总安全性分析的研究分组包括所有对照研究或对照研究亚组、安慰剂对照研究、阳性对照研究、具有特定阳性对照物的研究,以及特定适应证研究。

六、临床试验安全数据的统计学方法

● 分析安全数据所用的统计学方法并未像分析疗效所用的技术和方法一样得到充分开发,即使是在所参考的文献中,不良事件数据分析不合理或不完整的情况也并不少见。

● 临床试验中采用统计学方法的几个阶段包括方案设计、试验期间、试验报告或出版物的最终分析和编写,以及对不同试验进行数据整合时。在上述每个阶段都需要专业的统计学辅助。

● 单独的统计学相关性(P 值或其他指标)可能具有或不具有临床价值。在随机试验中,统计相关性在检验因果关系方面具有很大的优势,但也不可避免地存在不确定性。必须将统计学意义和临床意义结合起来。

● 应当承认,有时数据不足以得出关于安全性的结论,即"缺乏证据并不代表没有证据"。在这种情况下,使用描述性方法和精心设计的图表将有助于开展分析。

● 一项研究在面对个体内和个体间差异时发现因果关系的能力取决于样本量;如果研究结论须给出某种程度的确定性,则反应越小或越罕见,所需的样本量就越大。

● 实际上,在方案中总要规定一种允许不良反应发生率有所增减的统计学检验。因此,建议所有安全性相关数据统计学检验都依据双侧(双尾)假设检验进行。

● 虽然大多数Ⅱ期和Ⅲ期试验都是随机、双盲试验,但此处讨论的统计学原理一般也适用于非随机化和非对比研究。

● 除试验设计或分期外,使用适当的统计工具还可以并且应当在治疗组内和治疗组间开展多种对比,而这也取决于所收集的数据种类和数量。典型的分析包括治疗组间特定不良事件、不良事件种类(例如,不同器官系统)和实验室数据的比较分析、停止治疗、亚组结果(年龄、性别等)、时间依赖现象(距 AE 发作的时间、距停药时间等)、试验组间数据整合。

● 建议至少开展一次意向性分析(ITT)安全性分析。因此,即使是在提前停止治疗的人群中,也应尽可能继续收集数据以获得研究终点。ITT 分析被认为是最保守的方法。

一些更重要的与安全性分析相关的需要注意的问题是:

– 检验效能:一项特定研究的把握度取决于研究分组大小;关注不良反应的基线或背景发生率,即对照组的预期发生率;以及各组间事件发生率的关注变化(如翻倍或三倍)。同时还取决于统计显著性 P 值(通常为 0.05)。如果多重检验(见下文)设定了阈值,此时设定的 P 值可能会更小,则更加难以检出统计学显著差异,因此检验效能(也称统计把握度)会更低。大多数试验,甚至多组试验都不足以可靠地检出或分析罕见不良事件。

– 多重性:多重分析可以并且也经常用于相同数据集(例如,多个时间点和多个变量)的统计分析。多重性影响着统计分析,尤其是 P 值的计算,这是由于可能会对不良反应进行多种不同的对比分析。临床试验旨在最大限度地减少Ⅰ类错误(结论显示存在疗效,但实际上并不存在),并且不鼓励在单个研究中开展多个假设检验。但是,由于潜在不良事件的类型非常多,因此以常规方式进行多重检验校正将意味着不可能得出任何结论。正因为如此,多重检验校正很少正式进行。

– 医学分类:如果不良反应分类过细,将会导致事件类型数量太小而无法在组间进行有意义的统计比较,但是如果过宽(为避免上述问题而使得组内事件数量更多),则可能会掩盖存在的安全性问题。在决定同一名患者的不同事件术语的分类是否能够被正式视为一种可能做出特定诊断的综合征时,又将出现其他问题。而这将需要医学判断,并且需要对分析结果进行谨慎的解释,而不能仅依赖统计学检验结果。使用不同的编码词典和编码词典中不同的术语级别可能会导致统计问题。

　　– 时间依赖性:不良反应与用药时间关系应仔细检查;单纯计算发生率(如不良事件的数量,或停药人数除以接受治疗的患者人数)可能具有很高的误导性,并掩盖与治疗相关的真正风险。

　　● 目前分析安全数据所用的方法有时过于简化,并未考虑到不良反应的主要特征。例如,某些不良反应会在用药后迅速发生,如果早期未发生,则后期发生的可能性会小得多。

　　● 如有可能,试验数据的分析最好采用基线值作为对照。最有效的方法通常是以基线值(或多次测量的平均值)作为协变量,以治疗后的数值(或多次测量的平均值)作为分析的反应变量。

　　● 用于监测不良反应的实验室检测结果分析是在两次测量临床相关值或变化值基础上完成的,但还应该使用协方差分析(ANCOVA)比较其平均值,因为这可能对于检测真正的不良反应具有更高的灵敏性。

　　● 图形展示(如每个试验参与者基线值与后期值对照的散点图)可以显示平均值的变化,并且无论是绝对值还是数值较大的变化,都更容易发现偏离值。

　　● 根据实验室检测结果发现组间显著差异并不一定能够证明存在因果关系,但是应该采用最具把握度的统计分析,以便发现早期体征和器官损害。均值变化趋势可作为罕见、临床上重要的个体变化的替代指标。

　　● 试验结果应显示相关数据的置信区间,而不仅仅显示显著性检验中的 P 值。置信区间是关于汇总值(称为点估计)统计的不确定性的指标。该估计值不一定是实际存在的值,只有当我们拥有无限参数样本时才可能知道这个值。我们应当做的是了解该估计值是否尽可能地接近真实值。我们可以确定如比例或比例差异等汇总数据的置信区间,置信区间对于处理不良事件数据特别有用。

　　● 将每位患者出现不良事件的风险时间考虑到风险评估中是非常重要的。为了确定是否发生不良事件而进行的患者随访的时间长短对于试验中的每名参与者而言并不总是相同。随访时间可能与治疗的持续时间相同也可能不同,在某些情况下,如单剂量研究中,所有患者随访时间可能相同。

　　● 标准观察期之外发生的事件可能难以纳入正式分析中,这是因为除非所有患者在治疗后接受相同时间的随访,否则将无法确定其他人是否也出现了相同或不同的事件。此类治疗后的事件应当在试验报告中记录并进行讨论,但由于可能产生偏倚,因此不宜将其纳入正式的统计分析中。

- 根据治疗组计算所有患者面临风险的总体时间是非常有用的,并且应当进行报告(通常以人–时间,如人–年表示)。发生率是以发生事件的人数除以风险人年数,治疗组和对照组发生率之比求出。每单位时间的危险称为危险比,以总人数–年数为分母,假定该比率随着时间的变化保持恒定。上述计算结果假设发生率随着时间的变化保持恒定,但这通常不符合事实。

- 除了发生不良事件患者人数除以相关风险组患者总人数所得的结果外,还应报告每个治疗组在每人–时间的发生率。在整合不同治疗持续时间的研究数据时,上述结果尤其重要。

- 在计算不良事件发生率时,通常以所有试验中治疗组的总人–时间,甚至治疗患者的总人数为分母。而这并不是显示或汇总数据的最佳方式,因此必须谨慎处理。正确的方法是使用"寿命表"或进行生存分析,尽管此处研究的并非至死亡时间而是不良事件研究。生存分析相比原始分析的估计值更佳,偏倚更小。

- 该方法与使用 Kaplan–Meier 进行生存评估时的生存曲线相似。Kaplan–Meier 曲线从 100%开始(每个人都存活)并随时间而下降;而不良事件最好以随时间上升的累积风险图显示。

- 对于发生率足以进行正式分析的不良事件,应使用与"生存分析"相似的方法进行分析,并始终考虑以累积风险图显示。

- Kaplan–Meier 曲线并不能直接提供组间比较的显著性检验或置信区间。因此数据处理时可进行比例对比分析,但是该分析并未考虑数据随时间的变化,也无法充分利用数据。最简单的曲线比较方法是对数秩检验。

- 其他更加复杂的至事件发生时间的数据比较方法是"比例风险回归"或"Cox回归"分析。与对数秩检验一样,上述方法可将整个生存曲线进行比较,而未对任何特定时间的风险率形式做出假设,但上述回归分析假定两组之间的风险比率始终保持不变。该方法可用于调整其他预后因素,以及治疗组和对照组之间的比较。可用于随机试验和观察性队列研究的数据分析。

- 在比较以事件为分子、以人–时间为分母所得比率时,基本假设是病例数符合泊松分布。并采用泊松分布回归模型进行比率分析。分析结果可以表示为发生率比。

- Meta 分析审查应作为药物研发过程的常规组成部分,以便尽可能容易地检

出药物不良反应及治疗组间药物不良反应发生率的差异,特别是不常见或罕见的
事件。如有可能,应尽量避免将不同试验中的不良事件数量进行粗略汇总,来比较
治疗组和对照组。

● 对于是否可以合并来自不同试验的数据进行有效分析,并无绝对标准。但应
考虑以下几点:试验药物(剂量、给药方案、剂型、给药途径)在全部试验中是否相
同? 对照药是否相同(安慰剂、活性对照药;对照药剂量)? 治疗持续时间是否相同?
研究方案是否相似(入选和排除标准;年龄、性别、种族;疾病的持续时间和严重程
度;合并症)?

● 在 Meta 分析中最好使用图形表示,这样可以清晰地显示不同临床试验中常
见和罕见效应的相似性和差异性。图形也可以用来说明效应的不确定性,因此明显
不同的结果可能单纯只是偶然差异。

● 当观察到严重且罕见事件的数量高于基于背景数据所预期的数量时,应当
仔细审查。但是,在同一时间或空间内可能会发生多例病例(有时也称为病例集
群),而这些不良事件可能并非由该药物引起。一种解释是这些事件为机会事件,
或者可能存在一些与试验治疗不相关的外部因素引发了多例病例。在决定因果关
系时,试验内比较总是更加可靠的。背景数据的使用,无论是基于人群的数据还是
许多试验对照组的汇总数据,都比随机分组比较结果具有更大的不确定性。

● 因此还需要进一步的研究,通过检查已完成临床试验的大型数据库,来获得
严重且罕见事件的背景发生率。这些发生率数据应当公开,以便在对单个或少数此
类事件进行解释时,能够比当前更加客观。

七、关于临床试验安全信息的监管报告和其他沟通

需要指出的是,这些建议多数只是提案。虽然 CIOMS Ⅵ工作组及其外部评审
小组认为这些提案具有非常好的前景,但并不代表其可取代当前法规。相反,这些
建议的目的是为将来的法规讨论提供信息,正如之前的 CIOMS 提案一样。在这些
提案可能实施之前,申办方应该继续遵守所有现行法规。

● CIOMS Ⅵ工作组赞同 ICH 指南 E2A,因此建议向监管部门快速报告的标准
应保持统一,以纳入药物可疑且非预期严重不良反应。只有在点对点(例如,要求对
特定不良反应进行密切审查和监测)的情况下,申办方才应该以快速报告的形式报
告预期的可疑药物不良反应。如果仅需报告事件而不考虑因果关系,一般采用事先

与相关部门商定周期和格式(如行列表)进行定期报告。

● 建议监管部门采用"因果关系存在合理可能性"的表述,并考虑从 ICH 指南 E2A 对可疑药物不良反应的定义中删除"无法排除因果关系"的表述。

● 为了保持临床试验报告的全球一致性,工作组建议,自药物上市起,CCSI 即刻生效成为Ⅳ期临床试验监管报告中用于确定预期性的安全性参考信息。对于针对已上市药物的新适应证、新人群或新剂型开展的临床试验,应尽量使 DCSI 和 CCSI 保持一致,但如果与 CCSI 不同,则应该使用 DCSI。

● 与自发性报告一样,临床试验病例的可报告性应根据事件来确定。也就是说,只有在出现严重且非预期的可疑不良反应时,病例才符合快速报告的标准。

● 在发生严重且非预期的可疑药物不良反应并因此需要快速报告时, 通常应当揭盲。但是,在某些特殊情况下,该规则可允许例外,例如,疗效终点同时也是严重不良事件(SAE)时。在这种情况下,研究方案中应明确定义应当遵循的情况和程序,并且申办方应征求有关监管部门的同意。这些例外情况应在研究方案和研究者手册中明确说明。

● 揭盲的安慰剂病例一般不应以快速报告的形式报告至监管部门。另一方面,建议将揭盲的对照药物病例快速报告至监管部门和(或)拥有对照药物的公司(无论预期性如何)。同样,对于开放标签对照药物用药出现的严重可疑不良反应,应快速报告至监管部门和(或)公司(无论预期性如何)。

● 临床试验期间的报告时限一般为 7 日内,不包含自发报告。这一般同时适用于在药物尚未获批,以及在已经获批的国家进行报告时(请注意,这可能与现行法规相冲突,但不会取代现行法规)。

● 除个例报告以外,必须立即通知当局的其他情况,包括非临床安全信息提示人类受试者可能发生严重不良反应,先前已发现的严重不良反应的频率增加,试验药物严重不良事件的发生率显著高于对照药物, 严重不良事件的预期发生率高于普通人群的相关背景发生率, 以及药物代谢动力学研究发现存在显著药物反应时,申办方应在标准操作规程(SOP)中制定内部决策过程,包括为了迅速通知当局,如何确定流程开始日期。

● 除了快速报告的通常标准之外,对于认为与药物无关、但与研究方案有关的不良事件,如果严重,也应当快速报告。

● 尽管与既定法规冲突,CIOMS Ⅵ工作组仍建议申办方停止向研究者和伦理委员会(IEC)/临床试验评审及管理委员会(IRB)进行常规快速病例报告。相反,申办方应定期更新不断变化的获益–风险情况并重点介绍重要的新安全信息。重要的新信息（偶尔为单一病例报告），如果对试验的开展存在影响，或者需要立即修改知情同意书，应当快速与监管部门进行沟通。更常见的是，为了累积、汇总信息评估，须定期与监管部门沟通重要的新安全信息。

- 建议每年向监管部门提交研发期间安全性更新报告（DSUR），且其格式和内容（待定）应保持一致。强烈建议基于整个研发项目，而不是基于研究方案制定DSUR。应考虑设定一个通用的国际诞生日，可以是世界任何地方首次获批开始临床试验的日期。DCSI 应附于年度 DSUR 内，并解释自上次更新以来发生的任何变化，同时重点介绍任何重要的新安全信息。

- 对于具有明确安全性特征、且多数临床试验为针对获批适应证的Ⅳ期研究的产品，建议使用 PSUR 替代年度 DSUR。

- 申办方应制定一项政策，将研发核心安全信息（DCSI）作为研究者手册（IB）的特殊章节或附件纳入每份研究者手册中。DCSI 应明确标示公司认为有充分证据怀疑与药物有关的事件。从获批前监管报告标准的角度来看，这些事件可能是预期（即"已列入"）的事件。

- 申办方应至少每年审查一次 IB 和 DCSI，并视情况对其进行更新。如果未对IB 或 DCSI 做出变更，则应当在适当的时机通知研究者和伦理委员会。

- 对于未获批的药物，CIOMS Ⅵ工作组建议以定期报告的形式将单个临床病例向研究者和 IEC/IRB 报告，而不是以快速报告的形式（如上所述）报告。建议在报告中包含自上次定期报告以来快速报告至监管部门的揭盲临床试验病例行列表、当前 DCSI 的副本以及对任何变更做出的解释、未做变更时的陈述，以及新出现的安全性特征概述。虽然建议默认每季度更新一次，但在某些情况下也允许更快速或更不频繁的沟通。

- 对于已获批产品，定期向研究者和 IEC/IRB 报告的时间框架取决于新适应证的开发程度。对于正在进行Ⅲ期试验的药物，建议继续每季度进行报告。对于已得到确认的药物，低频率的更新报告是适宜的，并且在某些情况下，只有报告重要的新信息时才需要向研究者和 IEC/IRB 报告更新。对于Ⅳ期研究者及其相关 IEC/IRB，应当充分与之沟通 CCSI 的变化。

- 当申办方向研究者或 IEC/IRB 提供更新报告时，无论是未获批还是已获批的产品，行列表中均仅应包括来自临床试验的揭盲快速报告。行列表应包括区间数据，即只包括自上次更新后快速报告的病例；但是，对新出现的安全性特征进行总结时应考虑所有的累积数据。建议使用 MedDRA 首选语。行列表通常不应包含自发报告;相反,自发报告中出现的重大问题可以在更新报告中以叙述形式加以描述。

- 如果发现重大安全性问题,无论是来自于单一病例报告还是来自汇总数据审查,申办方都应立即通知各方,即监管部门、研究者、IEC/IRB 以及相关 DSMB(如有)。重大安全性问题可定义为对临床试验或方案进程存在重大影响的(包括可能暂停试验方案或修改方案)或需要立即更新知情同意书的问题。

- 申办方应当设立一个安全性管理小组来定期检查所有可用的安全信息,以便做出跨职能决策。另外建议获批前每季度开展审查,获批后与 PSUR 时间表(六个月或每年一次)相统一。此外,可开展点对点安全性管理小组会议,以解决紧急安全性问题或重大安全性信号。

- 利用安全性管理小组会议来审查研发过程中总体安全状况的变化,以便对 DCSI 和(或)知情同意书做出变更,并确定是否需要考虑对试验的开展做出变更。这些会议的结果可为定期向研究者 IEC/IRB 提交的安全性总结提供基础。

- 单个的大型临床试验通常会设立 DSMB,而 DSMB 通常不负责全部临床项目的监督。因此,确保将重要的新安全信息传达给 DSMB 是非常重要的,即使该信息并非来自 DSMB 监测的研究。

- 通常,产品的研发者或生产商并非某些临床试验的申办方,而是同意在财务上或通过药物供应来支持外部临床或非临床试验的研究者/申办方。与外部研究者/申办方达成的任何协议的标准条款都应当包含及时向公司报告所有严重的可疑药物不良反应,或来自动物研究的重要发现,以及任何先前未识别的可疑患者风险。及时获得最终研究报告也应包含在内。

- 先前建议的关于 CCSI 变更的相同概念和临界水平(CIOMS Ⅲ/Ⅴ 工作组报告)同样适用于 DCSI 和知情同意书。因此,与研究者和 IEC/IRB 沟通 DCSI 更新信息可能表明需要更新知情同意书,其最终决定由 IEC/IRB 执行。

- 只要出现可能影响受试者参与意愿的新信息,包括有关风险的新信息,都应当更新知情同意书。在大多数情况下,更新知情同意书时,在下一次计划访视时与研究参与者进行更新即可。但是,在某些情况下,最好更加及时地进行沟通(例如,当发现危及生命的新风险或访视间隔较长时)。

附 录

附录1　词汇表和缩略语

本词汇表包含本报告中使用的关键术语。正如读者所理解的,大部分术语使用了较长时间。尽管在 ICH、WHO 和 CIOMS 的倡议下,许多术语的定义并未国际商定和统一采用。在某些情况下,不同国家的法规对术语之间的差异认为可能无关紧要,但一些国家认为很重要。另外,还要必须认识到,世界上大多数国家尚未正式加入 ICH 或 CIOMS 组织。因此,他们依然遵循传统做法,使用的是 WHO 的术语指南,尤其是在药物警戒方面。尽管如此,CIOMS Ⅵ工作组依然建议开展新药临床试验的国家,应接受和使用本报告中给出的术语定义。并且,只要可能,应保证上市前和上市后使用相同的定义。

需要认识到,许多国家监管机构对 WHO 公布的定义①更为熟悉,并可能已将其纳入当地法规。这些定义可能与本报告中给出的一些定义并不相同。

在本附录和本报告中,除非另有说明,"药物"一词指"预防、治疗、诊断人的疾病和生理机能的所有物质(药物、疫苗、生物制品均包括)。

大多数术语的定义来自 ICH 指南(第四阶段)。另有部分定义来自 CIOMS、WHO或其他组织,并有部分术语因本报告而创建。所有术语中,有一些术语附有注释,以帮助理解临床试验中关于安全性的定义,或建议择机提出对现有官方定义的修改(如 ICH)。除非另有说明,所有定义均引用其来源处的原文。

---

① WHO Guidelines for Good Clinical Practice(GCP) for Trials on Pharmaceutical Products, WHO Technical Report Series, No. 850, 1995, pp. 97–137(see http:/www.who.int/medicines/).

本词汇表中涵盖的许多术语，在欧盟临床试验指令中也有定义。该指令于 2004 年 5 月生效，对所有 25 个成员国具有法律约束力。因此，无论其定义是否与本报告推荐定义相同，欧盟的定义均被包括在本报告中，以供参考。

本词汇表不仅涵盖了药物安全与药物警戒相关的术语和定义，也包括了许多与生物统计学和风险相关的缩写、术语与概念，特别是第Ⅵ章中使用的术语和概念。统计学术语和定义出现在众多参考书中，故本报告未提供统计学术语和定义的相关出处；涉及的具体术语由 CIOMS Ⅵ工作组的高级统计师负责编写。更详细的讨论请参阅第Ⅵ章。

读者可能对以下参考资料感兴趣：《临床试验词典》，作者 Simon Day，Wiley Interscience，1999 年；《药物流行病学词典》，作者 B. Begaid，John Wiley and Sons，2000 年；《药物警戒从 A 到 Z》，作者 Bartion L. Cobert 和 Pierne Biron，Blackwell Science，Malden MA（美国），2002 年；"医疗词典"网站，世界上最大的医疗和制药相关术语缩写在线数据库，超过 70 000 条（见 Medilexicon.com 或 http://en.xmts.net/34683）。

涉及不良事件或不良反应报告相关术语的缩写非常重要，特别是那些用于描述"严重"的缩写。但遗憾的是，目前使用的许多缩写在监管领域并未实现完全标准化，相同的缩写可能代表不同的含义。以下为词汇表中的部分术语及其定义：

- ICSR：个例安全性报告（ICH 指南 E2B 中指单个患者的电子报告）。
- SADR：可疑药物不良反应（2003 年 3 月，由 FDA 在《人类用药和生物制品的安全性报告要求指南》中提出）。
- SAE：严重不良事件（通常是在制药行业中使用）。
- SSAR：可疑的严重不良反应或严重的可疑不良反应（通常是在 EU 使用）。
- SUSAR：可疑且非预期严重不良反应（2004 年 5 月生效，纳入欧盟临床试验指令）。

显然，字母 S 代表"严重"和"可疑"只会导致混淆，尤其是当前存在大量不同的缩写。CIOMS 工作组强烈建议通过 ICH 统一不一致的术语、缩写和定义。

****

绝对风险

群体中发生某具体不良反应的人数除以该群体可能发生该不良反应的人数。

可接受的风险

我们不对此概念提供解释。

注释:虽然经常会用到该术语,尤其是获益－风险方面,但事实证明,该术语无法被定义(例如,谁在什么样的情况下可接受)。读者理解这个术语时应意识到,不同的背景、人员可接受的风险,可能意味着许多不同的事情。如果申办者或监管机构希望使用这一术语评估产品价值或评估产品的使用情况,他们应基于临床项目的具体情况进行判断。更多讨论请参见第Ⅴ章。有学者试图以"效用"一词定义和衡量可接受的风险(参见 Lane, D.A. and Hutchinson, T. The Notion of "Acceptable Risk": The Role of Utility in Drug Management, J. Chron. Dis., 40:621－625, 1987)。

药物不良反应(ADR)

一个新的药物或其新的适应证在获批之前的临床试验中,尤其是治疗剂量尚未确定前, 任何剂量的药物引起的所有有害和非预期反应都应被视为药物不良反应。"药物的反应"是指药物与不良事件之间的因果关系至少存在合理的可能性,即因果关系不能排除。

ICH 指南 E6:临床试验质量管理规范。

欧盟:"不良反应"是指与任何剂量研究药物有关的所有有害和非预期的反应。

注释:如上所示,目前的ICH定义包括"即因果关系不能排除"这一描述。CIOMS工作组认为,在个例的基础上,几乎不可能毫无疑问地排除药物的作用。因此,我们建议删除该短语,并且更倾向于ICH指南 E2A 对"合理可能性"的阐述,即有具体的事实、证据或论据,支持不良事件和药物之间存在因果关系。

不良事件 / 不良经历

患者或临床研究受试者用药后出现的任何不良医学事件,不一定与治疗药物有因果关系。不良事件可以是与研究药物暂时相关的任何不利的、非预期的症状(包括实验室检查异常)、体征、疾病,无论是否与(研究)药物相关。

ICH 指南 E6:临床试验质量管理规范。

欧盟:"不良事件"是指患者或临床试验受试者在给予药物后发生的任何不良医学事件,该事件并不一定与治疗有因果关系。

特别关注的不良事件

特别关注的不良事件(严重的或非严重的)是申办者基于其产品或项目的科学和医学问题,须进行持续监测。事件一旦发生,研究者与申办者应快速沟通。为了解此类事件的特点,可能需要开展进一步调查。根据事件的性质,临床试验申办者可能也需要与其他各方(例如,监管机构)进行快速沟通。

该定义由 CIOMS Ⅵ工作组提出。

注释:特别关注的不良事件是指申办者可能希望持续监测的特定药物或药物类别中值得注意的事件。它可以是严重的,也可以是非严重的(例如,脱发、味觉丧失、阳痿),可能还包括一些事件,这些事件可能是易感个体更严重疾病的潜在征兆或前驱症状。这些事件应在方案或修订方案中进行描述,并在向研究者提供的指导文件中阐明应何时及如何向申办者报告这些事件。

协方差分析(ANCOVA)

用于在组间进行比较的统计学方法,将同时校验试验开始时测量的不同变量。它是多元回归的一种形式。

贝叶斯定埋

以托马斯·贝叶斯牧师(1702—1761)命名的概率定理。它用于指代将概率陈述视为具有信念程度的统计学哲学,与将概率严格视为基于事件发生率的经典或相反的频率统计。

二分类分析

仅涉及两个分类变量的分析(例如,基线与最终值,与依据连续测量多个值的分析相反,如实验室检查值的连续检测)。后者可以通过设置单个截止点变成二分类分析,因此数据被分成两个值(例如,基线与基线后的最高值)。

Bonferroni 校正

用于许多独立事件中概率的校正,以 Carlo Emilio Bonferroni(1892—1960)命名。在统计显著性检验中,允许对数据集(例如,10 个不同的实验室参数)进行 10 次不同的显著性检验,如总体显著性 $P=0.05$,则每一次检验应使用更严格的概率基数 $P=0.05(0.05/10)$。

病例报告表

基于方案要求产生的一种可打印或电子存储的文档,用于记录方案要求的每例受试者的所有信息,并向申办者报告。

ICH 指南 E6:临床试验质量管理规范。

截断或删失数据

从分析中排除数据的行为。对某些患者的观察,特别是对事件发生前的观察,可能缺失或不完整。也就是说,已跟踪受试者一段时间,但是用于分析的结果事件尚未发生。该类观察称之为"截断"观察,该过程称之为"删失"。

卡方检验

指统计显著性检验或卡方检验所指的理论分布(即卡方分布),通常是比例的检验。在其最简单的 2×2 列联表中,将其描述为自由度检验。例如,使用卡方检验对两组患者的不良反应的发生率进行统计学比较。该检验得到卡方值,从中得到 P 值。这一结果显示发生率的差异与观察到的差异等同或大于观察到的差异的概率,即使这些比例没有真正的差异。数据可以有两种以上的处理,也可以有两种以上的响应。来自较大表格数据的卡方检验具有较高的自由度数。

公司核心安全信息(CCSI)

MAH(药品上市许可持有人)在公司核心数据表中汇总产品所有相关的安全信息。除非当地监管机构另有要求,MAH 应在所有销售该药物的国家/地区的药物信息中呈现 CCSI 的内容。对于上市后药品,CCSI 用作定期报告的参考依据,但不能作为快速报告预期性判断的参考依据。

ICH 指南 E2C:上市药物定期安全性更新报告。

注释:CIOMS Ⅵ 工作组认为,对于在某些地区已经上市,而在其他地区为临床研究阶段的药物,应当考虑使用 CCSI 作为判断上市后研究(Ⅳ期)是否需要快速报告的判断依据。

见第Ⅶ章第二节第 3 部分。

置信区间(CI)

样本统计量所构造的总体参数的估计区间,如相对风险(RR)。通常表示为 95% CI,但也可以是 99% 或其他值。如果 95% CI 为 0.26~0.96,则意味着治疗组事件发生率降低,但数据显示既可是大幅减少(RR=0.26),也可是小幅减少(RR=0.96)。严格来说,95% CI 意味着 95% 的区间,从长远来看,将包含汇总的真实值(在本例中为RR),置信极限是下置信区间(0.26)和上置信区间(0.96)。如果边界包括无效值,如 RR 为 1,则意味着不存在显著性统计学差异(例如,0.5~1.8 的置信区间)。

列联表

按行和列分类排列的数据表。最简单的是一个包含有 4 个单元的 2×2 列联表,但也可以是任意数量的行和列的列联表。

合同研究组织(CRO)

申办者可委托部分任务和责任至某科学组织(商业性、学术性或其他)。所有委托都应有书面协议。

ICH 指南 E6:临床试验质量管理规范。

相关性

衡量两个(或更多)变量之间关系的指标。线性关系强度的相关系数的范围可以从-1(完全负线性关系)到0(无线性关系)到+1(完全正线性关系)。

协方差

用于衡量两个变量的总体误差的统计学方法。用于计算相关性和回归系数。

协变量

协变量是一个变量,用来检查其与其他变量之间的关联。协变量是一个解释变量(独立变量),被关注的变量为其结果或转归。

COX 模型

一种在生存分析中使用的多变量回归模型,1972 年由 David Cos 提出,并以此命名。该模型可以检验多个解释变量对某些结果事件(如不良反应)发生时间的影响。该模型假定了解释变量对结果的影响。

研发期间核心安全信息(DCSI)

研究者手册(IB)的独立部分,其结构与公司核心安全信息(CCSI)相同,包含所有相关安全信息的摘要。该信息在 IB 主体中有更详细的描述,是判断 ADR 是否列出的安全性参考文档。

来源:Guidelines for Preparing Core Clinical Safety Information on Drugs. Second Edition.

Report of CIOMS Working Groups III and V, CIOMS, Geneva, 1999.

研发期间药物警戒和风险管理计划

临床试验期间需要落实的对药物不良事件的监测、评估、识别、报告与预防等一系列计划。该计划应尽早启动,并在新药开发的整个过程中或药物使用环节根据需要进行修改。

这一术语和定义由 CIOMS VI 工作组提出。

研发期间安全性更新报告(DSUR)

由临床试验申办者撰写并递交给监管机构的定期安全信息总结,内容涵盖正在开发的药物、生物制品或疫苗的获益-风险的任何变化。

该术语和定义由 CIOMS VI 工作组提出。

注释:DSUR 应作为研发期间药物的所有临床试验的安全性经验总结, 包括已批准药物用于新用途的研究(如新剂型、适应证、人群)。在实践中,DSUR 可以作为研究者手册和(或)研发期间核心安全信息(DCSI)任何变更的基础。CIOMS VI 工作组认为,DSUR 可以作为一个媒介, 协调和统一美国和欧盟当前关于定期报告的不同要求,即美国临床试验(IND)年度报告和欧盟年度安全报告。详细信息请参阅第Ⅶ章。CIOMS Ⅶ工作组正在致力于制定此类报告的相关格式、内容和时间要求。

疗效

疗效是指药物(或医疗技术)依照处方、推荐或说明书使用后的效果。

来源:Benefit-Risk Balance for Marketed Drugs. Report of CIOMS Working Group Ⅳ, CIOMS, Geneva, 1998。

注释:通常医学词典中给出的标准定义较为类似,即干预措施在实际使用中产生预期获益的能力。

效力

指在理想的使用条件下,药物或医学技术在具有特定医学问题的人群中对个体产生的预期有益效果的能力。

来源:Benefit-Risk Balance for Marketed Drugs. Report of CIOMS Working Group Ⅳ, CIOMS, Geneva, 1998。

注释:效力指的是特定药物在理想或接近理想条件下(如临床试验中)所能达到预期效果的程度。如果药物在标准化/试验条件下表现出预期的治疗效果,则该药物是"有效的"。

预期的和非预期的药物不良反应

预期的不良反应是指其性质或严重程度与参考安全信息中包含的 ADR 一致(例如, 未批准上市的研究药物的研究者手册或已批准上市药物的包装说明书/产品特性汇总)。

来源:Current Challenges in Pharmacovigilance: Pragmatic Approaches, Report of CIOMS Working Group, Ⅴ, CIOMS, Geneva, 2001, p.109。

非预期的不良反应是指不良反应的性质、严重程度与适用的产品信息不一致(例如, 未批准上市的研究药物的研究者手册中或已批准上市药物的包装说明书/产品特性汇总)。

ICH 指南 E6:临床试验质量管理规范。

(注:ICH 未定义"预期的"药物不良反应)

欧盟:"非预期的不良反应"是一种不良反应,其性质或严重程度与适用的产品信息不一致(例如,未批准上市的研究药物的研究者手册或已批准上市药物的包装说明书/产品特性汇总)。

注释:"预期"的概念是指先前可能已经或未经观察和记录的事件。它并非指从已知的药物药理学特性中可以预期到的(预期的意义不同)。根据具体情况,预期和非预期的判断可参考载明和未载明(上市产品的官方数据集/包装说明书),或列出和未列出[IB、研发期间核心安全信息(DCSI)或公司核心安全信息(CCSI)]。上述相关术语也在本词汇表中。

Fairweather 规则

FDA 用于分析致癌性研究的规则。

来源:Fairweather, W.R., et al., Biostatistical Methodology in Carcinogenicty Studies. Drug Information Journal, 32:402–421(1998)。

假阳性

通常用于诊断性检查,是指未患有疾病的人,其检查结果却显示为阳性。也适用于统计检验结果,即得出了显著性检验结果,但实际上零假设(没有实际差异)为真。假阳性的发生率可由分析人员预先设定。

假阴性

通常用于诊断性检查,是指患有疾病的人,其检查结果却显示为阴性。也适用于统计检验结果,即未能得出显著性检验结果,但实际上零假设(没有实际差异)为假。该情况的发生率取决于真正差异的大小。可以假设该量值并调整研究中的样本量以降低假阴性的发生概率。在不良反应的研究中假阴性的发生率通常会很高,因为一般 ADR 的低发生率使显著性差异难以发现。

Fisher 精确检验

卡方检验的一种替代方法,在某些单元格中的数字很小时使用。它给出了 P 值作为其结果。

独立数据监查委员会(IDMC)

数据与安全监查委员会(DSMB)

监查委员会

数据监查委员会

申办者设立的独立数据监查委员会,定期对临床试验的进展、安全数据和关键的疗效终点进行评估,并向申办者建议是否继续、修改或者停止试验。

ICH 指南 E6:临床试验质量管理规范。

注释:数据监查委员会有多个名称,根据具体情况,可能有不同的角色和职责。为了便利和一致,CIOMS 工作组认可"数据与安全监查委员会(DSMB)"这一术语。DSMB 负责监测和审查安全性和有效性数据,而不仅仅是"关键的研究终点"。有关 DSMB 的详细讨论,请参阅本报告的附录 5 和第Ⅱ章第二节中引用的参考资料。

独立伦理委员会(IEC)(另见机构审查委员会)

一个由医学/科学专业人员和非医学/非科学人员组成的独立机构(委员会、理事会、机构,地区的、国家的或跨国的),其职责是保证临床试验受试者的权益、安全和福祉,并通过对试验方案、研究者的资质及设施、用于获取和记录试验受试者知情同意的方法和材料等进行审核、批准或提供适当的专家建议,从而保证可以提供公众保护。

在不同的国家,独立伦理委员会的法律地位、组成、职能、操作和适用的监管要求可能因国家/地区而异,但应允许独立伦理委员会按照 GCP 进行工作。

ICH 指南 E6:临床试验质量管理规范。

欧盟:"独立伦理委员会"是由医学专业人员和非医学专业人员组成的独立机构,其职责是保证受试者的权益、安全和福祉。并通过对试验方案、研究者的资质及设施完备性,以及用于获得和记录受试者知情同意的方法和材料的合理性等发表专业建议,从而保证可以提供公众保护。

统计推断

不同于描述性统计,统计推断是基于摘要数据中的不确定性来推断数据结论的过程。该过程是推论性的。

知情同意

在告知受试者可能影响其做出是否参加临床试验决定的各方面情况后,受试者自愿表明其参与特定试验意愿的过程。知情同意通过书面形式、签署姓名和注明日期的知情同意书进行记录。

ICH 指南 E6:临床试验质量管理规范。

欧盟:"知情同意"是指在充分告知性质、重要性、影响和风险后,有知情同意能力的受试者自愿做出参加临床试验的决定,并适当记录。该决定必须以书面形式呈现、经本人签字并注明日期;若受试者不具有知情同意能力,由其法定代理人做出决定并记录;如果受试者无书写能力,则在特殊情况下,如国家法规容许,可在至少一名证人在场的情况下给予口头同意。

注释:如《赫尔辛基宣言》中所述(见附录 4 第 22 条),"医生应优先以书面形式获得受试者的自愿同意。如果无法以书面形式获得同意,非书面同意必须正式记录并且有见证者"。适用于儿童和无行为能力受试者的知情同意须加以特别考虑;参见欧盟临床试验指令(2J条,2001/20/EC),赫尔辛基宣言(附录4)和2002年CIOMS报告《人体受试者的生物医学研究国际伦理指南》(日内瓦)。

机构审查委员会(IRB)[另见独立伦理委员会(IEC)]

由医学、科学和非科学成员组成的独立机构,其职责是保证参加试验对象的权益、安全和健康。对试验方案、方案更新,以及审核、批准及持续性审核用于获得和记录试验受试者的知情同意的方法和材料。

ICH指南E6:临床试验质量管理规范。

注释:IEC(EC)和IRB通常是同义的。但是在某些国家或地区,通常使用IRB而不是IEC(或EC)。特别是在该术语已被纳入法规规定或可能具有法律约束力的情况下(例如,美国的IRB)。独立伦理委员会和机构审查委员会之间也可能略有不同。详细讨论请参阅本报告的第Ⅱ章。

试验用药物

在临床试验中供试验的或作为对照的活性成分或安慰剂的药物制剂。包括已上市药物以不同于所批准的方式使用或组合(制剂或包装),或用于未经批准的适应证,或用于收集已批准用法的更多信息。

ICH指南E6:临床试验质量管理规范。

欧盟:"试验用药物"是指在临床试验中供试验的或作为对照的活性成分或安慰剂的药物制剂。包括已上市药物以不同于所批准的方式使用或组合(制剂或包装),或用于未经批准的适应证,或用于收集已批准用法的更多信息。

注释:就本报告而言,对于研发期间的药物,术语"试验用药物"是指试验性(即未经批准)的产品。

生存分析

两位统计师开发的一种图形和表格方法,用于分析生存型数据,这种方法与ADR数据相关。

已载明或未载明(另请参见预期和非预期)

对于已批准上市的产品,任何未在官方产品信息里包含的不良反应都属于未载明。而如果已被包含,则属于已载明。

来源:Current Challenges in Pharmacovigilance: Report of CIOMS Working Group V, CIOMS, Geneva, 2001。

已列出或未列出(另请参见预期和非预期)

对于已批准上市产品,任何未被包含在公司核心数据表中公司核心安全信息部分的不良反应,都属于未列出。而如果已被包含,则属于已列出。

来源:Current Challenges in Pharmacovigilance: Report of CIOMS Working Group V, CIOMS, Geneva, 2001。

注释:ICH 指南 E2C(上市药物的定期安全性更新报告)中特意采用了术语"列出和未列出"(基于公司内部安全信息文件),以区别术语"已载明和未载明"(只应基于官方"标签",即 SPC、包装说明书,以及通常由监管机构批准的市售产品数据表)。已列出/未列出的使用已扩展至研发期间核心安全信息(DCSI),如 Guidelines for Preparing Core Clinical –Safety Information on Drugs, Second Edition, CIOMS Working Group Ⅲ/Ⅴ, CIOMS, Geneva, 1999 所推荐的。

Meta 分析

从多个研究中总结数据以获得单一答案的过程。有许多不同的统计技术可以实现这一点,每种技术都基于不同的假设。

多重性

通过与单个数据集进行多重比较而导致的统计问题。比较次数会影响显著性检验。

零假设

一种统计假设,通常意味着组别之间没有差异。对于不良反应的发生率而言,可能意味着相对风险为 1。

发生一例不良反应所需治疗的病例数(NNH)

在特定时间段内接受治疗的人数,确保治疗对象中有一个人会出现不良反应(同样是在特定时间段内)。请参阅 NNT 进行计算。

需治疗人数(NNT)

一段特定时期内需要治疗的人数,以便在治疗人群中有一个人能获得预期的疗效,如在治疗中预防医疗事件(MI)。NNT 是治疗组和对照组之间的获益率差异的倒数。例如,如果 1 年治疗中,试验组的死亡率为 1%,而对照组的为 2%,则差异为 1%。因此,需要 100 人治疗 1 年以防止 1 人死亡(1/100=1%)。

比值比(OR)

试验组某事件(如死亡)发生率与对照组发生率的比值。比值比用于投注,但在分析二分类数据时具有有益的数学特性。例如研究了 10 个人,2 人发生某事件,则概率为 2/10=0.2,比值为 2:8(事件发生数为 2,而未发生事件为 8)。因此,比值=0.25。如果将这一比值与其他组的比值(比如 0.125)进行比较,那么该比值比为 2

(0.25/0.125)。对于罕见事件,OR 近似于相对风险。

单侧检验与双侧检验

单侧检验(也称为单尾检验)是指仅允许检验单一方向的分析(例如,相较对照组增加)。双侧检验考虑了任一方向的变化。在大多数情况下,与不同产品之间的风险比较,优选双侧检验。详细信息请参阅第Ⅵ章第六节第2条。

参数

一种统计分析形式,用于假设数据的分布类型。例如,t 检验假设数据的正态分布,并且被称为参数检验。

药物警戒

发现、评价、理解和预防不良反应或任何其他与药物有关问题的科学研究与实践活动。

来源:The Importance of Pharmacovigilance –Safety Monitoring of Medicinal Products, World Health Organization 2002（ISBN:9241590157）, ICH Guideline E2E, Pharmacovigilance Planning(Step 4, November 2004).

注释:"任何其他与药物有关问题"这一表述存在不确定性。至少在目前情况下,CIOMS 工作组认为这一表述是指可能影响药物安全性和安全使用的问题,例如,用药错误和潜在的产品质量问题(如安瓿中的玻璃颗粒)。CIOMS工作组赞同在药物研发过程中以及上市后的临床安全活动中使用"药物警戒"这一术语。

临床研究分期(Ⅰ~Ⅳ期)

Ⅰ期(人体药理学)

初步试验提供短期安全性和耐受性的早期评估,并且提供所需的药效学和药物代谢动力学信息,能为初步疗效探索试验选择合适剂量范围和给药方案。

Ⅱ期(疗效探索)

当在患者中以疗效探索为主要目的开始研究时,可认为是Ⅱ期的开始。

Ⅲ期(疗效确证)

当以证明或确证疗效为主要目的开始研究时,可认为是Ⅲ期的开始。

Ⅳ期(临床应用)

Ⅳ期始于药物获批上市后。临床应用研究不局限于以往对药物安全性、有效性和剂量界定的论证。

Ⅳ期研究(除常规监测之外)通常在药物获准上市后进行,并只涉及已获批的适应证。这类研究对药物获准上市并不是必需的,但往往对药物的优化使用起到重要作用。研究可能采取任何一种形式,但都应有其科学目的。通常包括附加的药物相互作用、剂量–效应关系或安全性研究和支持药物用于已获批适应证的研究,例如,死亡率/发病率的研究、流行病学研究。

ICH 指南 E8:临床试验的一般考虑。

注释:如前所述,ICH 指南 E8 建议根据研究目标(人体药理学、疗效探索、疗效确证和临床应用)对研究进行分类,与严格基于药物开发的时间确认分期的传统概念不同。例如,人体药理学研究(传统上称为Ⅰ期)可能经常在产品的整个生命周期内进行(即使它们在上述定义中被称为"初始研究")。在某些环境中,其他术语用于研究类型分类,例如,ⅡA 期研究有时被称为"概念验证性研究",ⅡB 期可指确定适当剂量的研究,ⅢB 期是指批准前研究(药物批准前启动的Ⅳ期研究)。根据所研发的产品和性质,各试验阶段之间可能没有明显的区别。Ⅳ期研究可能是作为监管批准的条件。CIOMS 工作组认为,ICH 须对Ⅳ期研究的定义进行修改,删除"常规监测除外"这一不准确的表达),并强调此类研究应限于已获批资料(SPC,产品说明书等)中明确的特定用途和适应证。

点估计

总体参数的最佳估计,如平均值或相对风险。这个数值本身并不能表明其估计有多精确。

泊松分布(Poisson Distribution)

如同正态分布,泊松分布是一种数据分布形式,适用于事件数量的计数而不是连续值,并且为非对称。不会出现负值。

统计效能

在统计学术语中,衡量或表示所进行的分析是否益于检出差异。有效能的分析能够发现具有统计学意义的差异。统计效能在很大程度上取决于观察到的事件数量,进而取决于研究的人数(人数越多效能越大)和事件的罕见性(事件越少效能越小)。

排名

一个值在一组值中的顺序。一些统计方法(非参数检验)使用顺序而非实际值。在生存分析中,时间的排序很重要,"对数秩检验"能够比较事件在不同组中发生的时间。

回归

一种统计技术,用于检查响应变量与一个或多个解释变量之间的关系。这可以用于连续测量,也可用于二分类测量和存活时间。

相对风险度(RR)

用于表示暴露相关风险的乘积因子。在暴露人群中测得的结局(事件)的风险(绝对风险)除以未暴露组(参考人群)中相同结局(事件)的风险(参考风险)。

来源:Benefi-Risk Balance for Marketed Drugs. Report of CIOMS Working Group Ⅳ, CIOMS, Geneva, 1998。

Dictionary of Pharmacoepidemiology, B. Begaud, John Wiley & Sons, 2000.

注释:在不同人群中估计两种风险之间的关系通常被称为"风险比"或相对风险度。需要确保所比较的两个群体是"可以比较的"(即患者在年龄、性别、疾病状态、暴露时间等相同/相似)。例如,药物治疗人群的 ADR 风险为 10/100 000,但未经治疗的人群为 5/1 000 000,相对风险=20。

风险

在不良事件语境中,所有可能发生某事件的人群中,个体发生该事件占总体的比例。两组间可通过他们的比例(相对风险)或减去两种风险来进行比较。后者被称为绝对风险差。

风险评估(Risk Assessment)

风险评估分为风险估算(risk estimation)和风险评价(risk evaluation)。其定义为对产品、系统或工厂中固有的风险及其在适当环境中重要性的综合分析。风险估算包括风险结果的识别、风险结果相关的影响程度及发生率的估计。风险评价是一个复杂的过程,它确定已识别的危害和评估的风险对所涉及或受影响的人的意义或价值。因此,它包括对风险认知的研究,以及感知风险和获益之间的权衡。风险评估被定义为对风险重要性的定量评估(或在可接受情况下的定性评估)。

来源:Risk Analysis, Perception and Management. The Royal Society UK, 1992。

风险管理(Risk Managment)

风险管理是在风险估算和风险评价之后做出的风险决策及后续实施。其定义为决定接受已知或已评估的风险和(或)采取行动减少后续危害的程度与发生率的过程。

来源:Risk Analysis, Perception and Management. The Royal Society UK, 1992。

评论:在药物安全领域,没有公认的、普遍采用的"风险管理"定义,但在目前的使用中,它是指理解和预防或最小化风险/伤害所需的技术和沟通活动的整个过程,包括对任何实施计划的评估。美国 FDA 所指的风险管理为风险评估和风险最小化的结合[参见 Guidance for Industry. Development and Use of Risk Minimization Action Plans, FDA, March 2005(http://www.fda.gov/cder/guidance/6358fnl.htm)]。

散点图

显示一个数据集中两个变量各自连续值的变化。可以使用不同符号的散点来区分不同的组别。通常用于显示治疗前后相同变量的值(例如,将每个患者的肝酶值绘制成时间的函数)。

灵敏度

在统计学上有两个含义。首先是分析是否具有高效能(灵敏度高)。还可以表示对分析假设的敏感性,即相关影响(参数)的假设发生变化时,分析结果是否发生变化的一种校验。

严重不良事件或严重不良反应

在任何剂量下发生的任何不良医学事件:

导致死亡;危及生命[②];导致住院或住院时间延长;导致永久或显著的残疾/功能丧失;或先天性异常/出生缺陷。

必须运用医学和科学的判断决定是否对其他的情况快速报告,如严重医学事件可能不会立即危及生命、导致死亡或住院,但如需要采取医学措施来预防如上情形之一的发生,也通常被视为是严重的。例如,在急诊室的强化治疗或在家发生的过敏性支气管痉挛,未住院的恶病质或惊厥,产生药物依赖或成瘾等。

ICH 指南 E2A:快速报告的定义和标准。

欧盟:严重不良事件或严重不良反应是指在任何剂量下发生的任何导致死亡、危及生命、导致住院或住院时间延长、导致永久或显著残疾/功能丧失、先天性异常或出生缺陷的医学事件。

注释:ICH 指南 E2D 上市后部分采用了上述 ICH 对严重 AE 或 ADR 的定义。CIOMS 工作组认为上述欧盟定义是不完整的,缺少了 ICH 定义中的以"医学和科学判断……"开头的这一表述。

信号

与治疗之间存在未知因果关系,认为值得进一步探索和持续监测的事件。

---

② For details on interpretation and application of key terms defined in the EU Clinical Trial Directive, see "Detailed guidance on the collection, verification and presentation of adverse reaction reports arising from clinical trials on medicinal products for human use", April 2004(http://pharmacos. eudra.org/F2/pharmacos/docs/Doc2004/). Corresponding definitions for other regulatory bodies (e.g, in Japan and the US) are not included primarily because new definitions and interpretations were pending as of the beginning of 2005 when this report was completed.

来源：Benefit-Risk Balance for Marketed Drugs. Report of CIOMS Working Group Ⅳ, CIOMS, Geneva, 1998。

Dictionary of Pharmacoepidemiology. B. Begaud, John Wiley & Sons, 2000.

注释：信号可能来自临床或非临床应用。应该基于数据而不是理论，并且不仅可以指新的(非预期的)和潜在的重要事件，还可以指已知事件的新发现，例如与性质(特性)相关的 ADR 信息、严重程度、发生率或其他临床相关的发现，显示试验或治疗中的受试者/患者群体的预期有意义的变化。信号不是一个确认的发现，但通常可以产生假设，须经过验证("信号强化")确认或证明其错误。

WHO 国际药物监测中心(British Medical Journal, 304:465, 22 February 1992)对信号的较旧定义侧重于上市后，并早于 ICH 引入不良事件和不良反应的新定义，具体为："不良事件与药物之间可能存在因果关系的报告，这种关系以前未知或未完全记录。常需要多个报告来生成信号，具体取决于事件的严重性和信息的质量。"

显著性

该术语是指统计检验的定量解释。统计检验产生的概率值(P 值)表明测量的差异是低(显著)还是高(非显著)或者没有真正的差异。传统的"显著"界点通常为 $P=0.05(5\%)$，但仅依赖于 P 值或"显著"可能会产生误导。不良反应通常很少发生，因此效能较低，即使在临床上存在重要影响，也可能无法观察到统计学上显著性结果。

Simes 西梅斯

一种类似于 Bonferroni 校正的方法(见前文)，但效能较大。

申办者

负责临床试验的发起、管理和经费提供的个人、公司、组织或者机构。

ICH 指南 E6：临床试验质量管理规范。

欧盟：与上述定义相同。

生存分析

一种统计分析技术，最初用于研究干预(或无干预)后的截止死亡时间(存活时间)，如癌症治疗试验。然而，它也适用于研究诸如不良反应或非致命性心肌梗死等其他类型事件。一些类型的生存分析使用非参数检验，如对数秩检验，其他类型可以是"半参数"，例如 Cox 模型(见上文)或参数[指数或 Weibull(见下文)]

可疑且非预期严重不良反应(SUSAR)

该术语和其首字母缩写是在一份与快速报告有关的欧盟临床试验指令中引入的，是指"临床试验中所有与 IMP(试验用 IMP 和对照品)③有关的可疑不良反应，既符合非预期又符合严重的(SUSARs),需要快速报告。"

来源:Detailed guidance on the collection, verification and presentation of adverse reaction reports arising from clinical trials on medicinal products for human use, April 2004(http://pharmacos.eudra.org/F2/pharmacos/docs/)。

系统误差

一个非随机/偶然的误差,但在一项或多项研究中将在同一方向发生。例如,研究治疗持续时间过短会系统地低估长期影响。

Ⅰ型和Ⅱ型错误

Ⅰ型错误是统计检验中的假阳性(见前文)。Ⅱ型错误是假阴性(见前文),通常是由于受试个体太少而产生。

威布尔分布(Weibull Distribution)

与参数生存分析相关的数据分布。

耶特校正(Yate's Correction)

在进行卡方检验时,对 2×2 列联表中的数据进行校正。然而,对于现代计算机软件,通常优选 Fisher 精确检验。

附录 2　CIOMS Ⅵ工作组的成员和程序

2001 年 3 月至 2004 年 10 月,CIOMS Ⅵ工作组针对临床试验安全信息管理在欧洲和北美召开了八次正式会议。29 位来自医药监管机构、制药公司和学术界的资深科学家参与了该项目,成员列表如下:

名字	机构	兼职/全职
Mary Couper	WHO(日内瓦)	兼职
Gerald Dal Pan	美国食品药品监督管理局	兼职(下半年)
Gaby Danan	赛诺菲安万特	全职
Brian Davis	英国药物保健品监管机构	兼职(上半年)
Stephen J.W. Evans	英国药物保健品监管机构/伦敦卫生和热带医药学院	全职
Hylar Friedman	辉瑞	全职
Trevor G. Gibbs	葛兰素史克	全职

(待续)

③ IMP,试验用药物。

（续表）

名字	机构	兼职/全职
Arnold J. Gordon	辉瑞/顾问	全职
Philip Harrison	英国药物保健品监管机构	兼职(下半年)
Mohammed Hassar	摩洛哥巴斯德研究所	全职
Linda S. Hostelley	默克	全职
Martin Huber	罗氏	兼职
Leonie Hunt	澳大利亚药物管理局	全职
Juhana E. Idänpään-Heikkilä	CIOMS/赫尔辛基大学	全职
Sidney N. Kahn	百时美施贵宝/顾问	全职
Marianne Keiзu	阿斯利康	全职
Gottfried Kreutz	德国联邦药物和医疗器械研究所	全职
Tatsuo Kurokawa	日本药物与医疗器械管理局	全职
Edith La Mache	欧洲药物管理局(伦敦)	兼职
Hani Mickail	诺华	全职
Siddika Mithani	加拿大卫生部	全职
Jeff Powell	礼来	全职
Vicktor Raczkowski	美国食品药品监督管理局	兼职(上半年)
Patricia Saidon	国家药物食品和医疗技术管理局(阿根廷)	兼职
Wendy Stephenson	惠氏	全职
Hugh Tilson	北卡罗来纳大学	兼职
Akiyoshi Uchiyama	山之内/葛兰素史克	全职
Bozidar Vrhovac	萨格勒布大学(克罗地亚)	全职
Ernst Weidmann	拜耳	兼职

＊一些成员的项目期间隶属于超过一家机构。有些建议为 Barbara Sickmueller(BPI,德国)在撰写项目内容时提出。

2001 年 3 月,在瑞士日内瓦 WHO 举行的第一次官方会议上,小组商定了该项目的概要和需要讨论的话题。一些候选话题已在 CIOMS Ⅴ 工作组的工作实践(药物警戒当前挑战:实用方法;CIOMS Ⅴ 工作组报告,CIOMS 2001)中得以确定,其他话题由制药公司和药物监管部门的专家们确定。

CIOMS Ⅰ、Ⅱ、Ⅲ、Ⅳ 和 Ⅴ 工作组主要关注药物上市后阶段的药物警戒问题。然而,在上市许可之前,对药物研发期间收集的药物基本安全信息的管理明显存在许多问题。事实上,引入全面安全计划的概念,逐步发展形成包括 Ⅰ 期临床到 Ⅲ 期临床试验,以及药物上市后的药物警戒计划是未来的趋势。基于前期讨论,CIOMS Ⅵ 工作组决定重点关注药物上市前临床试验阶段安全数据收集、评估和报告/沟通的规范操作,特别强调了在人体受试者中进行医学研究和临床试验的伦理基础。

2000—2003 年,药物监管机构、制药公司和临床研究者受到若干新的国家性、区域性和国际性指导原则和法规的挑战,包括那些涉及生物医学研究伦理方面的准则和法规。GCP 的 ICH 指南 E6 已经完成落地实施,世界医学协会的《赫尔辛基宣言》于 2000 年修订(随后分别于 2002 年、2004 年进行了进一步的说明),欧盟委员会在 2001 年发布了临床试验指令,在 2003 年发布了指南,以及 CIOMS 在 2002 年出版并修订了《涉及人类受试者的生物医学研究国际伦理指南》。此外,工作组还审阅了美国 FDA 和欧盟 EMEA 提出的药物安全法规和概念及风险管理的最新进展。同样,它还与日本、澳大利亚和南美洲的最新举措保持同步。这些方面均在工作组的最终报告中有所反映或提及。

项目初期,CIOMS Ⅵ工作组将报告的各个主题章节和其他章节分配到各小组进行探讨和起草,但众多参与者服务于多个小组。随后在整个工作组内进行多次审阅、讨论和商议草案文本和概念,然后对文本进行了修订和改进。2003 年初对制药公司在临床试验期间的安全信息实践进行了一项调查;该调查的结果有助于工作组的审议工作。

G. Kreutz 和 W. Stephenson 担任工作组主席,L. Hostelley 担任工作组秘书,M. Keisu 和 L. Hunt.参与协助工作。2001 年 3 月在瑞士日内瓦举行第一次会议,随后的会议如下:2001 年 11 月(美国宾夕法尼亚州费城),2002 年 5 月(瑞典维斯比),2002 年 11 月(加拿大蒙特利尔),2003 年 5 月(德国科隆),2003 年 10 月(美国华盛顿特区),2004 年 5 月(瑞士卢塞恩)和 2004 年 9 月至 10 月(美国纽约州纽约市)。在 2003 年和 2004 年期间,报告的指定编辑组(A. J. Gordon,M. Keisu,S. Mithani,Victor Raczkowski,其次是 Gerald Dal Pan 和 W. Stephenson)举行了会议,包括电话会议来协调和设计整个报告。

我们邀请了来自制药行业、学术界和卫生部门的药物警戒相关专家,并请他们(见本报告开头致谢)审阅了该报告的最新草案。将提出的宝贵意见纳入最终文件。

A. J. Gordon 为本报告主编,编辑并整合了报告草案,并准备了供 CIOMS 出版的最终定稿。

附录 3　CIOMS Ⅵ工作组关于制药公司临床试验期间安全管理实践的调查

前言

出于本出版物的考虑,为确定业界在本书所讨论的多个范畴的通行做法,在 2003

年2月至3月通过互联网开展了一项调查,话题包括广泛的组织和政策问题、报告处理问题以及数据管理问题。该调查将有助于 CIOMS 工作小组制定相应方案。工作小组非常感谢参与该项调查的公司。调研结果不会透露任何一家公司的隐私。

结果

声明:斜体显示的答案均由受访者提供,而非原始问卷中的选项。

在5家日本公司、19家欧盟公司、35家美国公司中,有21家公司对问卷进行了反馈,分别是4家日本公司、9家欧盟公司、8家美国公司(公司国别根据调查问卷发布时公司总部所在地确定)。

雅培	默克(美国)
阿斯利康	默克 AG(德国)
安万特	诺华
伯莱克斯	法玛西亚
勃林格殷格翰	辉瑞
第一三共株式会社	宝洁
卫材公司	赛诺菲
礼来	先灵葆雅
葛兰素史克	盐野义制药株式会社
霍夫曼罗氏	山之内制药公司
惠氏	

1.公司内部对上市前(研究阶段)和上市后药物的整体安全性管理的责任是否被划分为两个不同的领域?

是	8
否	13

2.近年来,许多公司和监管部门一直在扩大药物警戒/药物安全的实践范围以将"风险管理"这一概念融入其中,包括在药物开发和上市后期间对产品安全性问题的监测、评估、管理和沟通。

(1)贵公司是否已开发或正在开发针对药物安全性的全方位方法?

是	20
否	1

（2）如果是,您是否有专门负责临床安全风险管理的一个独立小组?

是	7
否	10

（3）如果 2.(2)回答为是,请问这个小组负责的内容是什么?（7 份答卷）

日常安全性问题(审查严重不良事件,试验数据等等)	4
与化合物研发和上市批准相关的战略决策	4
安全危机的管理	4
特定风险缓解/管理方案的开发和实施	1

（4）如果 2.(2)回答为是,请问该小组隶属于哪个部门?（7 份答卷）

临床研发	3
药物警戒/安全性	4

3.一些公司依赖标准医学文本或者各种 CIOMS 发布的标准,比如"报告不良药物反应:术语的定义和使用标准"(CIOMS,日内瓦,1999),来对疾病、诊断等医疗事件进行严格的定义。只有在报告的症状和体征与预先确定的诊断标准一致时,才使用这些术语对数据库中的事件进行编码(比如,当个例使用"急性肝功能衰竭"这个术语之前,应当满足其所有特定的标准)。因此,在个例报告数据文件和公司编制的摘要中,会同时包括报告的术语和由公司为其分配的术语,以确保编码一致。

（1）您是否始终仅针对研究者会使用到的确切术语进行编码或输入到药物警戒数据库中?

是	15
否	6

（2）您是否使用标准定义(如 CIOMS 或者其他医学公认的来源)作为诊断或病症术语的预设标准,并且即使是在与研究者术语不一致的情况下,依然如此?

是	4
否	17

（3）如果 3.(2)回答为是,请问您是否会将所选择的术语和研究者所用的术语

均输入到数据库中呢?

是	4
否	0

4.在临床试验期间,贵公司是从什么时候开始收集不良反应事件的?(21 份答卷)

签署知情同意书	14
受试者随机分组后	0
方案既定的干预措施开始	0
首次治疗(安慰剂冲洗,安慰剂,活性处方药)	2
方案规定	4
出现明显的 SAE/处方药组出现 AE	1

5.受试者末次给药多长时间后,您将有意(或计划)继续收集所有不良事件(非严重和严重)的信息?(20 份答卷)

方案规定	1
30 天	8
药物的 5 个半衰期	5
14 天	2
完成所有的回访	2
42 天以上(减毒活疫苗)	1
没有公司标准	1
2 天	0
7 天	0

6.贵公司是否要求研究者在临床病例报告表(CRF)上记录不良事件的所有体征和症状,即使是在研究者做出诊断的情况下,也是如此?

是	4
否	17

7.在贵公司的数据库中,临床试验中来源于 CRF 诊断书中的体征和症状是否已编码?

是	13
否	8

8.贵公司的安全(药物警戒)数据库中,是否收集了严重病例诊断所伴随的体征和症状?

是	12
否	9

9.贵公司是否会支持使用行业标准化的、全球化的表格收集来自研究者的严重不良事件数据?

是	16
否	5

10.如果一个严重不良事件中包括多个事件,您会在哪一个层面进行药物相关性的评估?（21 份答卷）

每个事件(无论严重与否)	11
只有严重不良反应	8
诊断	4
病例整体	1

11.如果对每个严重事件进行因果关系评估,您使用哪种方法进行此评估?（21 份答卷）

"自我观察法"	12
无特定方法	4
自制的具体算法	2
诺氏(Naranjo)法	1
参考之前类似病例进行评估	1
时间关系+替代解释	1
疑似/非疑似	1
两种程度:排除与不能排除	1

12.贵公司在选择 AE 进行分析或将其总结纳入产品安全信息(无论是研究

者手册、核心数据表还是官方产品数据表/SPC/包装说明书)时,会考虑研究者因果关系评估吗?

是	20
否	1

13.(1)在临床病例报告表或严重不良事件报告表中,贵公司目前是否收集研究者对不良事件因果关系的评估?

是	20
否	0

针对哪些不良事件进行评估?

所有事件(严重和不严重)	14
只用严重事件	4
只有不严重事件	0

(2)在收集研究者对因果关系评估的结果时,您允许的值为:

是/否	9
不同程度等级的定性答案*	11

* 不同公司将结果分为 3 至 6 级,包括无法分类和绝对不相关

(3)在数据分析或向监管部门报告时,(如果研究者有做出评估,无论其程度等级),您是否会使用研究者做出的因果关系评估结果:

只在数据分析时使用	0
只在向监管报告中使用	2
分析和报告时都使用	19
均不使用	0

(4)贵公司是否会支持单一、全球化的标准,即研究者仅能选择"是"和"否"来表示某事件和某项研究治疗的因果关系?

是	14
否	7

14.(1)您是否针对所记录的每个严重不良事件报告进行医学评述(公司对事件的解释,包括评价研究者提供的因果关系评价/医学术语的适当性)?

是	14
否	7

(2)如您的答案为否,那会在下列哪些类型的报告中包含上述评述?（5份答卷）

所有非预期相关事件	2
所有可能相关事件	0
所有非预期事件(严重和非严重)	0
替代病因,缺少数据	1
严重,非预期,相关	1
无	1

15.贵公司是否采用了 CIOMS Ⅲ/Ⅴ提出的研发期间核心安全信息(DCSI)这一概念?

是:7	否:14
●是否用来确定预期性?	●您有采取这个概念的计划吗?
是:6	是:7
否:1	否:6
●是否增加了快速报告的数量?	
是:2	
否:2	

16.在汇总分析(研究报告和汇总安全性摘要)中,您运用哪种(些)方法确定 AE 与研究药物的作用(因果关系)?此类分析结果将纳入上市申请书,并最终体现至处方信息。（21份答卷）

与历史对照做比较	6
研究者的评估	14
医学合理性(公司评价)	16
与安慰剂做比较	16
●采用统计学显著性检验	7
●无检验	8
与活性对照相比	15
●采用统计学显著性检验	6
●无检验	6
内省 基于事件的性质使用显著性检验 相对风险和随时间风险的变化	1 1 1

17.(1)贵公司目前是否已在大多数化合物的临床研发计划中事先定义了识别潜在安全性信号的标准,以及评估此类信号的策略?

是	12
否	9

(2)如对上述问题的回答为"是",是否包括了已事先评估的背景人群事件发生率,或已计划了在必要时进行此类评估?

是	9
否	3

18.(1) 是否对整个研发项目中的所有严重和非严重的 AE 包括实验室异常数据)都进行定期汇总和审查?

是	16
多久?	
每 6 个月	1
每年	6
每个研发阶段结束时	10
递交时	8
视具体情况	6
预先指定的时间点	8
严重 AE 每 3 个月一次	1
每季度	1
否	5

(2)在这些审查中,如果数据来源于盲法研究,那么这些数据对于审查者来说是否应该破盲?（16 份答卷）

	是	否	未提及
每 6 个月	0	10	2
每年	1	10	1
每个研发阶段结束时	5	6	1
递交时	7	3	2
视具体情况	4	3	1
预先确定的时间点	3	7	0

19.(1)贵公司与研究者之间会就哪些新的安全信息进行沟通?(21份答卷)

提醒邮件(向监管机构快速报告)	19
研究者手册更新	20
定期更新	3
针对特定问题的额外信件	1
DCSI 更新	1
因果关系不排除的严重非预期的病例(先破盲;不发送安慰剂报告)	1

方法	电邮	信件	传真	电话	其他
提醒邮件	5	16	7	1	3*
研究者手册更新	0	19	0	0	3*
定期报告	1	3	1	0	0

* 注:每一个公司可针对此问题提供多个答案,因此,回答数量总和超过21。例如,公司可以向所有Ⅰ~Ⅲ期研究者发送IB更新,仅向IND、按欧盟流程或其他正式规定下的研究者发送提醒邮件。

(2)这些沟通内容会发送给谁?(21份答卷)

全球范围内,所有处在Ⅰ~Ⅲ期研究阶段的研究该化合物的研究者	17
全球范围内,所有处在Ⅳ期研究阶段的研究该化合物的研究者	9
只有在 IND,按欧盟程序或其他正式规定下进行研究的研究者	7
只有参与特定研究项目的研究者	1
只有参与了该数据来源的研究方案的研究者	1

(3)如果以定期报告形式发送给研究者(研究者手册更新除外),这种情况多久发生一次?(10份答卷)

无定期报告	6
每年	1
每月	1
每季度	0
每6个月	0
根据需要	1
方案中明确的	1
特定问题时	1
DCSI 更新	1

（4）如果向研究者发送单个病例报告,会采用何种格式?（19 份答卷）

CIOMS Ⅰ 表格	14
MedWatch 表格	9
信件格式	10
日本表格	2

（5）如果向研究者发送单个病例报告,什么时候完成?（21 份答卷）

向监管部门上报同时	12
在向监管部门上报之后的短时间内 　　1~2 天但<15 天 　　每月两次(在日本) 　　未定义 　　15 天内 　　若干天	9

20.贵公司政策中,更新研究者手册(IB)中安全信息的频率是多少?（21 份答卷）

每年	19
发现重大新信息	12
每 6 个月	1
每季度	1
无标准政策	0
新的研究阶段	1
季度更新 DCSI 或年度更新 IB	1

21.贵公司是否针对所有国家/地区的产品使用相同的IB?

是	17
否	4

22.正在考虑的问题是,是否应该始终将任何新的研究者收到的重要安全信息告知已经参与试验的受试者(例如,将新的严重 ADR 添加到研究者手册中)。

（1）贵公司是否有针对此问题的政策或做法?

是	10
否	11

（2））如果回答为是,是如何做的?（10 份答卷）

公司要求研究者更换官方知情同意并与受试者讨论以便重新同意	9
根据每个研究机构的 IRB / ERC 做出决定	2
公司要求研究者告知受试者,但不会重新审查知情同意	0
如果为重要的 ADR,则更改知情同意书	1
如果添加到 IB 中的问题为重大问题	1
只有当 ADR 添加到 DCSI 的时候	1

23.如果法规允许,贵公司是否会支持这一做法,即定期向研究者报告总体安全性分析,以此来代替多个快速个例报告?

是	19
否	2

24.机构审查委员会(IRB),伦理审查委员会(ERC),数据与安全监查委员会的角色和职责以及他们在当地与研究者之间的互动, 均越来越受到众多监管机构的关注。贵公司是否在这一领域遇到过任何问题,例如下列的新要求:在研究期间根据新的安全数据更改,更新知情同意,提供 IRB/ERC 关于试验的特殊/定制数据,或仜何其他关于安全数据和研究进展的新要求?

是	15*
否	6

＊具体回答的实例:

● 因国家而异

● 请求更新 IC,针对特定事件的问询

● 更改 / 更新知情同意书

● IRB 要求更新其他 IRBs 或 DSMB 认为不相关的患者信息

● 知情同意已更新了重大新的风险信息

● 一些 IECs 对特定数据进行单独请求,和(或),拒绝公司准备的数据

● 关于个例 ADR 的更多问题

● 我们已经有几个 IRBs 收到研究者的邮件后要求提供特定病例报告详细信息的实例

● 向 IRB 提交定制化数据

● 很少遇到

● 更改知情同意,更改 IB,向 IEC 提供具体信息

- 提高对 SAE 报告数量的认知度，提高公司对报告进行全面评估的可能性或要求。有人担心，每当 SAE 报告发送给研究者时，可能需要在 ICF 中添加信息
- 某些领域的普遍不确定性，比如，缺少针对所有研究的标准化流程

25.在进行研究时,贵公司如何向 IRBs/ERCs 传输安全信息？（21 份问卷）

公司直接发送	9
发送给研究者,由其转发	12
因国家而异	10
因研究而异	2
取决于机构要求	1

26.是否有任何监管机构要求贵公司定期向研究者、IRBs/ERCs 或监管机构发送临床试验安全数据摘要报告(除外美国 IND 年度报告和欧盟临床试验指令规定)？

有 葡萄牙和西班牙 MCA for CTX 适用临床试验指令的欧盟国家	5
无	16

附录 4　世界医学会《赫尔辛基宣言》

涉及人体医学研究的道德原则

第 18 届世界医学协会联合大会(赫尔辛基,芬兰,1964 年 6 月)采用该原则,并在下列联合大会中进行了修订:

第 29 届世界医学协会联合大会,东京,日本,1975 年 10 月;

第 35 届世界医学协会联合大会,威尼斯,意大利,1983 年 10 月;

第 41 届世界医学协会联合大会,香港,中国,1989 年 9 月;

第 48 届世界医学协会联合大会,西索莫塞特(Somerset West),南非,1996 年 10 月以及第 52 届世界医学协会联合大会,爱丁堡,苏格兰,2000 年 10 月;

第 53 届世界医学协会联合大会,华盛顿,美国,2002 年。

一、前言

1.世界医学会制定了《赫尔辛基宣言》,并将其作为涉及人类受试者的医学研

究的伦理原则,用以指导进行人体医学研究的医生和其他参与者。人体医学研究包括对人体本身和相关数据或资料的研究。

2.医生有责任促进和保护人们的健康,也应运用其知识和良知以担负这一责任。

3.世界医学会通过《日内瓦宣言》(*The Declaration of Geneva*)中"我患者的健康将是我的首要考虑"这句话约束医生,《国际医学伦理守则》(*International Code of Medical Ethics*)也宣布:"当医生提供的医疗措施可能对患者生理或心理产生不利影响时,医生应当以患者的最佳利益为考虑问题的出发点。"

4.医学的进步是以研究为基础的,这些研究最终一定会包括涉及人类受试者的研究。

5.在涉及人类受试者的医学研究中,考虑人类受试者福祉的相关因素应该优先于科学和社会利益。

6.涉及人类受试者的医学研究的主要目的是改进预防、诊断和治疗方法,提高对疾病病因学和发病机制的认识。即使是当前最佳的干预措施也必须通过研究继续评估其安全性、有效性、效能、可及性和质量。

7.在目前的医疗实践和医学研究中,大多数预防、诊断和治疗措施都会引入风险和负担。

8.医学研究必须遵守的伦理标准是:促进对人类受试者的尊重并保护他们的健康和权利。有些受试人群是弱势群体,需要特殊保护。必须认识到处于经济与医疗上弱势地位人群的特殊要求。要特别关注那些不能做出知情同意或拒绝知情同意的受试者、可能在胁迫下做出知情同意的受试者、本人无法从研究中获益的受试者及同时接受治疗的受试者。

9.研究人员不仅应考虑本国关于涉及人类受试者研究的伦理、法律与管理规范和标准,也应当考虑相应的国际规范和标准。任何国家性的或国际性的伦理、法律或管理规定,都不得削弱或取消任何本宣言提出的对研究受试者的保护。

二、所有医学研究的基本原则

10.医学研究中医生有责任保护人类受试者的生命、健康、隐私和尊严。

11.涉及人体受试者的医学研究必须遵循公认的科学原则,必须建立在对科学文献和其他相关信息的全面了解基础之上,必须以实验室研究为基础,并酌情考虑动物实验。

12.在进行可能会影响环境的研究时必须谨慎操作,必须顾及研究所使用动物。

13.涉及人类受试者的每一项研究的设计和实施都必须在研究方案中予以清晰

说明和论证。方案应该提交给伦理委员会进行审核、评论、指导、适当情况下，进行审核批准，该委员会必须独立于研究者和申办者，并且不受任何其他方面的影响。该独立委员会应符合进行研究试验的国家的法律法规。该委员会有权监督研究的进展，研究者必须向其提供监测的信息，特别是关于严重不良事件的信息。研究人员还应向委员会提交有关资金、申办者、机构隶属关系、其他潜在利益冲突和受试者的激励措施信息，以供审查。

14.研究方案应该包含涉及伦理考虑的声明，并标明该方案符合本宣言中所述的原则。

15.凡涉及人类受试者的医学研究，皆须由受过医学训练的合格人员执行，并在合格临床医疗人员的监督下进行。保护受试者的责任，必须由合格的医疗人员负责；即使事前已征得该受试者的同意，也决不能由受试者本人承担。

16.任何涉及人类受试者的医学研究在开展前，须审慎评估可能的风险和负担，以及对受试者或其他人的预期获益。此种评估亦应涵括健康受试者参与的研究。所有研究的设计皆应开放。

17.只有在确认对研究相关风险已做过充分的评估并能进行令人满意的管理时，医生才可以参与到涉及人类受试者的医学研究之中，当发现研究的风险大于潜在的获益，或已有明确的证据证明研究已获得阳性的结论和有利的结果时，医生必须立即结束研究。

18.只有当研究目的的重要性超过给研究受试者带来的风险和负担时，涉及人类受试者的医学研究才可进行。当受试者为健康志愿者时，这一问题就显得尤其重要。

19.只有在参与研究的人群有可能从研究结果中受益时，此医学研究才是有价值的。

20.受试者必须是自愿参加并且对研究项目有充分的了解。

21.必须始终尊重并维护受试者的权利。应采取一切预防措施，以尊重受试者的隐私，患者信息的机密性，并尽量减少研究对受试者身心健康和人格的影响。

22.在任何涉及人类受试者的试验中，必须告知每一个潜在的受试者该研究的目的、方法、经费来源、任何可能的利益冲突、研究者所属单位、该研究预期获益、潜在风险和研究可能引起的不适。受试者也应知道其拥有的权利，包括有权拒绝参加研究，或可随时撤回同意而不受报复。在确认受试者已充分了解以上讯息后，医生应取得受试者出于自愿意志下签署的知情同意书，且最好以书面形式。若受试者无法以书面方式签署，非书面记录必须为正式记录并有见证。

23.在征得参与研究的知情同意时,如果受试者与医生有依赖关系,或者可能在胁迫下同意,医生应该特别谨慎。在这些情形下,应该由一位完全独立于这种关系的具有合适资质的人员去征得知情同意。

24.若受试者无法律行为能力,或生理或心智上无同意能力,或无法律行为能力的未成年者,研究人员必须取得具有合法授权的法定代理人的知情同意书。除非研究本身有促进上述人群健康的必要性,而且该研究又无法由具备知情同意能力的人员代替参与,否则此研究不应纳入上述人群。

25.当受试者为无法律行为能力的人,如未成年孩童,对参与研究的决定有表达同意的能力时,研究人员除应取得受试者的同意外,还应征得其法定代理人的同意。

26.有些研究不能从受试者处获得知情同意,包括代理人或预先同意,只有当受试者身体/精神状况不允许获得知情同意是这个人群的必要特征时,这项研究才能进行。对于此种纳入无法签署知情同意书受试验者的研究,应于试验方案中陈述具体原因以供审查委员会审查和批准。试验方案中应表明,会尽快从本人或其法定代理人处取得继续参与此研究的同意。

27.作者及出版者皆负有伦理义务。研究者在发表研究成果时,有责任保证其结果的正确性。阳性与阴性的研究结果都应公开发表。资金来源、所属单位和利益冲突必须在出版物中声明。不符合本宣言原则的研究报告不应被接收和发表。

三、医学研究结合医疗保健的附加原则

28.医生可以将医学研究与医疗保健相结合,但此情况仅限于此研究有潜在的预防、诊断或治疗的价值。当医学研究结合医疗保健时,患者作为受试者要有附加条款加以保护。

29.一个新医疗方法的益处、风险、责任及其有效性,应与目前已知最佳的预防、诊断与治疗方法进行对比。而对于尚无有效预防、诊断与治疗方式的研究,不排除使用安慰剂或不予治疗来检验其疗效。

在此 WHA 重申了其立场:即在使用安慰剂对照试验时必须格外小心,并且一般而言,这种方法只应在没有已证实的治疗方法的情况下使用。然而,在以下情况下,即使有已证实的可行治疗,安慰剂对照试验在伦理上是可以接受的。

● 当基于令人信服的、科学上可靠的方法学原因,需要使用任何低于已证实最佳干预措施有效性低的干预措施、使用安慰剂或不干预来判断干预措施的有效性和安全性时。

● 当接受任何低于已证实最佳干预措施有效性的干预措施、安慰剂或不干预的患者,不会因未接受已证实最佳的干预措施而遭受严重或不可逆伤害的额外风险时。

必须遵守《赫尔辛基宣言》的所有其他规定,特别是必须进行适当的伦理和科学审查。

30.研究结束后,每一个参与研究的患者,都能获得经此研究确定且验证过的最佳预防、诊断和治疗方法。

31.医生应全面告知患者,哪些方面的医疗保健与研究有关。若患者拒绝参与研究,绝对不应影响医患关系。

32.个体患者治疗过程中,如果没有已经证实有效的预防、诊断和治疗方法,则根据医生的判断,若该方法有希望挽救生命、恢复健康或减轻痛苦,那么在征得患者知情同意后,可以使用该干预措施。该干预措施应该随后成为研究目标,用以评价其安全性和有效性。在所有情况下,新信息都必须得到记录,并在适当情况下使其公开可及。同时遵守本宣言的其他相关原则。

附录5　数据与安全监查委员会

数据与安全监查委员会(DSMB),又称数据监查委员会(DMC),是一个由申办者设立的独立委员会,委员会由具有相关专业知识和经验的专家组成,负责定期对正在开展的临床试验的累积数据进行审阅。其职责是保护受试者的安全,保证试验的可靠性和研究结果的准确性[1][2]。DSMB 的价值体现在以下场景中[3]:

● 大型、随机的多中心高发病率/死亡率试验;

● 基于收集数据可判断提前终止的研究、设计类型或预期收集数据复杂的研究;

---

① Ellenberg, S.S., Fleming, T.R., DeMets, D.L. *Data Monitoring Committees in Clinical Trials—A Practical Perspective*. Edited by V. Barnett. John Wiley and Sons Ltd., Chichester, England, 2002, pp. 12–15.

② U.S. Department of Health and Human Services, Food and Drug Administration, Center for Biologics Evaluation and Research(CBER), Center for Drug Evaluation and Research(CDER) Center for Devices and Radiological Health (CDRH), November 2001, *Guidance for Clinical Trial Sponsors*, February 2004, http://www.fda.gov/cber/gdlns/clindatmon.htm.

③ UNICEF, UNDP, World Bank, World Health Organization Special Program for Research and Training in Tropical Diseases(TDR), 31 March 2004, version 0.61, *Operational Guidelines for the Establishment and Functioning of Data & Safety Monitoring Boards*(draft), http://www.acrpnet.org/chapters/belg/whotdr_guidelines.doc

- 研究干预存在高风险的早期试验；

- 未征得受试者知情同意的紧急情况下进行的研究；

- 涉及弱势群体的研究；或

- 早期试验，其研究干预的临床安全信息非常有限，或其先前信息可能会引起对安全性的担忧。

DSMB 的职责主要是向申办者或其筹划指导委员会提供建议：是继续试验还是提前终止试验，建议调整或修改研究方案和（或）研究程序，以确保后续试验的有效性和科学性[4][5]。DSMB 提出的所有建议均基于连续的获益–风险评估[6]，充分考虑了研究干预的潜在获益是否已经存在，或其风险是否高于先前预期。

DSMB 应该由与当前研究领域匹配的不同学科的专家组成，并且可能的话，应该代表研究涉及的文化领域[7][8]。DSMB 应该有清晰的科学职权范围，并应以恰当的文件形式（通常是制定的章程或条款）加以明确描述[9][10]。委员会亦会被要求遵循标准操作程序，这些程序有助于解决诸如利益冲突、保密性、报酬、委员更换和增选等问题[11]。理想状况下，委员会应有一份明确的书面审查和沟通政策，以审查盲态、部分盲态和非盲态数据以及会议期间的数据开放。其中一些数据可能对申办

④ Slutsky, A.S. Data Safety and Monitoring Boards. *The New England Journal of Medicine*, 350: 1075–7083, 2004.

⑤ Ellenberg, S.S. Monitoring Data on Data Monitoring. *Clinical Trials*, 1: 6–8, 2004.

⑥ Committee for Proprietary Medicinal Products(CPMP)(2004), Concept Paper on the Development of a Committee for Proprietary Medicinal Products (CPMP), Points to Consider on Data Monitoring Committees, The European Agency for the Evaluation of Medicinal Products, February 2004, http://www.emea.eu.int/pdfs/human/ewp/245902en.pdf

⑦ Ellenberg, S.S., Fleming, T.R. and DeMets, D.L. Data Monitoring Committees in Clinical Trials - A Practical Perspective. Edited by V. Barnett. John Wiley and Sons Ltd., Chichester, England, 2002, pp. 45–55.

⑧ Walker, A.E.. and McLeer, S.K.. Small Group Processes Relevant to Data Monitoring Committees in Controlled Clinical Trials. Clinical Trials, 1(3): 282–296, 2004.

⑨ Hemmings, R. and Day, S. Regulatory Perspectives on Data Safety Monitoring Boards: Protecting the Integrity of Data. Drug Safety. 27(1): 1–6, 2004.

⑩ Ellenberg, S.S., Fleming, T.R., DeMets, and D.L. Data Monitoring Committees in Clinical Trials - A Practical Perspective. Edited by V. Barnett. John Wiley and Sons Ltd., Chichester, England, 2002, 175–183.

⑪ Sydes, M.R., et al. Systematic Qualitative Review of the Literature of Data Monitoring Committees for Randomized Controlled Trials. Clinical Trials. 1: 60–79, 2004.

者开放(开放会议)或完全保密(闭门会议)[12]。除非需要适当的行动来修改或终止一项研究,否则申办者或指导委员会成员不应获得部分盲态和非盲态数据[13]。在这种情况下,只有支持这些建议的最低限度信息应该公布出来,直到数据的完整性得到保护[14]。

在某些试验中,研究干预可以对发病率和(或)死亡率产生影响,或者可以降低某些主要不良事件的风险,如心血管事件、癌症复发。DSMB 在研究数据的中期审查对于保护临床受试者来说至关重要。只要有可能,无论试验是商业或非商业性质,DSMB 应该始终独立于申办者。因此,基于委员会的独立性,可以确保对任何新出现的中期数据问题进行客观审核。

较之申办者秉承国际惯例开展的药物警戒活动,DSMB 的研究监查能提供给受试者更进一步的保护和更高级别的安全保障。规模大、持续时间长、多中心的试验,可能由于大规模的整体治疗暴露而引发更大的安全性担忧。而这可能与以往临床研究时间较短、不良反应先前未被发现有关。

在以死亡率和主要患病率作为主要或次要研究终点的对照试验中,监测累积数据至关重要,因此更需要建立 DSMB。作为其职能的一部分,DSMB 应评估数据的准确性和时效性,研究招募以及是否足以在适当的时限内答复所研究的问题。且 DSMB 还应确保根据方案来报告患者记录、不良事件和研究终点。

DSMB 及时了解外部环境的变化也很重要(例如,其他相关大型试验的有效性和安全数据报告)。此外,DSMB 必须尽可能地收集该领域的最新数据,尤其是在可能必须给出停止试验的建议时。申办者应确保 DSMB 可持续获得信息更新(特别是在开放会议期间),以掌握研究中药物的获益和风险状况。

在进行任何疗效相关的研究数据审核之前,DSMB 应制定好监查的规则。这些规则应包括终止试验的统计准则。这些终止准则一般是不对等的,比起疗效获益,不良反应风险的权重更高。然而,应该注意的是,统计准则并不是绝对的规则,只是

⑫ O'Neil, R.T. Regulatory Perspectives on Data Monitoring, Statistics in Medicine, 21: 2831–2842, 2002.

⑬ Fleming, T.R., Ellenberg, S. and De Mets, D.L. Monitoring clinical trials: issues and controversies regarding confidentiality, Statistics in Medicine, 21: 2843–2851, 2002.

⑭ Ellenberg, S.S., Fleming, T.R. and DeMets, D.L. Data Monitoring Committees in Clinical Trials - A Practical Perspective, Edited by V. Barnett. John Wiley and Sons Ltd., Chichester, England, 2002, 74–86.

帮助 DSMB 进行审议的指南[15][16]。其他试验研究结果以及其他情况,能抵消精确的统计学终止准则。在某些特定情况下,试验出现消极趋势(并非仅仅是明显的获益或确定的伤害, 即研究即便推进试验至计划终点, 也不存在获得临床重要获益的可能),那么就足以建议提前终止试验。因为此类消极趋势能够表明,正在进行的研究能观察记录到治疗获益的可能性是极低的。在试验中还可能存在这样的情况:试验期间针对同一治疗,主要和次要终点的表现并不一致。主要终点可能表明获益,而一个或多个次要终点可能会提示不良反应。这时必须要谨慎行事,以确保试验不会被过早地终止,并且尤其是在这些情况下,对安全性问题的均衡考虑至关重要。

建议 DSMB 还应该同时考虑有效性数据评估[17],而不是仅限于评估安全数据。缺乏安全性相关的疗效可能会给受试者带来风险。例如,在临床试验中的亚组人群中,有效性数据的评估(包括缺乏疗效)将会导致受试者人群的改变,也因此减少了招募风险,避免招募到那些中期评估中无法显示出有利获益–风险关系的受试者人群。相对于以上情况,假如治疗有效,那么有些不良反应是可以接受的;而如果观察到的数据提示没有疗效,那么那些不良反应可能完全无法接受。

关于早期试验终止或者继续的建议必须基于所有来自临床试验可用数据的全面考虑,包括主要和次要疗效措施、不良反应、试验管理质量以及试验之外的相关信息。

对于 DSMB 来说,长期结果研究中的安全监测可能尤其具有挑战性。例如,在这些研究中,主要疗效终点可能存在严重的安全隐患。如果早期试验数据的期中审查提示使用研究产品的试验组所表现出的疗效获益的风险比对照组大,那么 DSMB 可能会基于安全考虑建议提前终止试验。这样的评估有可能导致错误的结论,认为存在不良反应。因为通常只需要不十分严格的伤害证据就能建议试验提前终止,所以提前终止试验应该需要进行统计学考虑。但是,在某些情形下,合适的做法是最终明确该伤害产生的影响,例如,试验主要终点的阳性结果被证实或正在显现,则可能需要对潜在重要的安全性终点的负面趋势进行精确评价,以明确获益–风险评估。另一个例子是当获批试验产品已经广泛使用时,可能需要大量翔实的数据来支

⑮ Kiri, A., Tonascia, S. and Meinert, C.L. Treatment effects monitoring committees and early stopping in large clinical trials, *Clinical Trials*, 1: 40–47, 2004.

⑯ Wilhelmsen, L. Regulatory Perspectives on Data Monitoring Committees(DSMC), *Statistics in Medicine*, 21: 2823–2829, 2002.

⑰ Ellenberg, S.S., Fleming, T.R. and DeMets, D.L. *Data Monitoring Committees in Clinical Trials - A Practical Perspective*. Edited by V. Barnett. John Wiley and Sons Ltd., Chichester, England, 2002, pp. 93–94.

持临床实践变更的建议。

DSMB 还负责对研究中观察到的严重和个别非严重不良事件进行期中检查，例如实验室检查参数中的显著性趋势可能会预示着严重后果。可能要求申办者向 DSMB 提供观察到的特定或所有不良事件的总结报告[18]。当事件可能由所治疗的疾病以及研究干预本身引起时，上述要求显得尤为重要。如果出现组间不一致的现象，则会引发担忧，认为可能是干预而不是疾病本身的问题。由于在不同的研究组别之间，可以观察到潜在的大量不良事件类型，因此 DSMB 对安全性结果进行解释时，应注意到问题的多样性。

尽管 DSMB 总是审查不良事件数据，但通常不会详细审查每一个报告的不良事件，甚至不审查每一个严重不良事件。通常由申办者负责及时审查此类事件，并有责任适当地报告和传递这些信息。DSMB 参与个例不良事件报告的审查工作因具体情况而异。DSMB 应始终准备好审查申办者或该研究的医学人员认为具有重大意义的任何个例事件。DSMB 应及时了解在临床试验机构或由治疗医师为了进行必要的治疗而进行的揭盲。

DSMB 不太可能为缓解症状的治疗进行的小型短期研究而建立[19]。此种情况下，不太需要由外部小组定期检查数据、评估是否需要提前终止治疗或修改方案。但是对于此类产品，可以由专家组来负责监管研发各个阶段的所有研究，监测研发安全数据库并根据早期结果为后续研究的设计提出建议。当患者群体处于相对高风险的严重事件时，这类小组可能价值较高。外部小组将独立评估正在进行的研究中的个体事件和总体事件发生率，并就出现的新问题向申办者提出建议——这类监查的考虑因素显然更偏向临床而不是统计。

---

[18] The DSMB may define specific serious or non-serious events which it may consider important for it to monitor. These might involve known background morbidity (serious adverse events) or known serious expected adverse drug reactions(as identifi ed in the Investigators Brochure or product label). Although some regulatory authorities may grant 'waivers' for the expedited reporting of serious related and unexpected possibly drug-related events, the existence of a DSMB does not automatically preclude the need for reporting in all countries(the EU for example, where 'SUSARS' are considered to be generally unpredictable). Where such serious events are not addressed in the protocol, Investigator's Brochure or DSMB charter, they are still required to be reported to the regulatory authorities within the standard 7 or 15 day time frame. A careful consideration of these documents can therefore minimise the need to unblind critical trial data when a DSMB is involved.

[19] Ellenberg, S.S. Monitoring Data on Data Monitoring, *Clinical Trials*. 1: 6-8, 2004.

附录6 个例不良事件报告应考虑的数据元素

临床试验期间发生的不良事件,很难准确地提前决定其中哪些特定数据元素必须或充分地记录在病例记录表或严重不良事件报告表中。ICH 指南 E2A 和 E2B 已经指出常规收集的最常见数据元素,以及可能有用的数据元素,特别是对于严重或特定不良事件。收集安全数据的目的是尽可能多地了解药物,且不会给研究者带来不必要的负担。最终,数据将转换为产品信息(包装说明书、SPC 等),这对于临床医生为患者提供药物使用建议非常重要。这类细节的一个简单例子如:早期出现的恶心症状在服药一周后消失。

CIOMS Ⅴ 工作组已针对上市后随访需要获得的信息推荐了一系列的数据元素,主要为自发的病例。为此目的,根据病例的三种类别对数据元素的优先级进行了排序:非严重预期病例;严重预期和非严重非预期病例;严重非预期和"特殊关注"病例。*

然而,对于临床试验期间的安全监测,实际上建议收集大多数或所有数据元素;如果最初的 CRF 中缺少某些信息,应尝试通过后续随访来获得。这对可疑严重和"特殊关注"病例尤为重要。此处给出的列表与附录 8 中严重 AE 报告表样表中需要输入的内容是一致的。

值得注意的是,在处理临床试验安全数据时,直至研究结束(或可能在中期分析期间),通常不会对非严重 AE 病例进行详细审查或分析。在该阶段,所有相关的 CRF 和其他数据将纳入分析和评估(AE、人口统计学等)。因此,重要的是要有合适的系统能够从申办者的各种计算机记录和数据库中提取和合并数据。

以下推荐的数据元素列表基于 CIOMS Ⅴ 制定。在其基础上对某些元素进行了修改,添加了新元素,以更符合临床试验安全监测(以斜体显示)需要。列表中的一些数据元素本质上是常规的,可从任一个临床试验获得(核心的研究信息),并作为通用信息,而非专属安全监测信息(如,列表中的前 8 个)。其他类型数据元素可被分类为①核心 AE 数据(典型地通过 CRF 获得),以及②严重 AE 或"特殊关注"报告中的 AE 数据(如供研究者使用的 SAE 表中额外采集的信息)。众多相同的数据

---

* See *Current Challenge in Pharmacovigilance:Pragmatic Approaches*, Report of CIOMS Working Group V(2001). Council for International Organizations of Medical Sciences, Geneva, 2001.

元素常出现在 CRF 和特定的 SAE 表中,甚至两种表格中大多数数据元素都是相同的。需要注意,以下列出的数据元素并非以任何特殊方式排序或以按优先级、重要性排序。排序需基于具体情况。列表仅供参考,应考虑到其并非详尽。

有必要回顾一下,有效的临床试验(或自发性)报告且可能向药物监管机构报告的病例所需的具备(4 种)最少数据要素为:可识别的患者、可识别的报告者、一个或多个不良反应(或结果,如死亡)和一种可疑药物。

- 发生的国家
- 报告者的识别信息
- 患者的识别信息
- 患者人口统计学信息(例如,年龄、性别、体重、身高)
- 来源类型(医师或其他医疗专业人员)
- 研究药物或药物(名称或代码,视情况而定)
- 研究代码或方案编号
- 场所(例如,医院、门诊、家庭、养老院)
- 可疑药物的每日剂量和方案
- 给药途径
- 可疑药物用于的适应证
- 伴随药物:每日剂量和方案
- 试验治疗的开始日期(有时需提供具体时间点,例如急性过敏反应)
- 停止治疗的日期和时间,或治疗的总持续时间
- 一个或多个不良事件(研究者报告的术语)
- AE 的严重程度(轻度,中度或严重)[1]
- 由于 AE 而采取的任何措施(试验终止,减少剂量等)
- 如为严重事件,事件的严重性标准
- 反应的完整描述,包括身体部位和严重程度
- 反应开始的日期(或者发病时间)
- 如果没有发病日期,最佳的可利用日期或治疗时间
- 如果治疗停止后发生 ADR,则治疗结束后时间间隔
- AE 消失/结束的日期;如果日期不确定,AE 的持续时间

---

[1] Some study sponsors may use a different gradation of severity, or none at all.

● 患者结局(在病例水平,如果可能,在事件水平);应包括有关恢复的信息和任何后遗症信息

● 去激发(如果有的话)

● 再激发(如果有的话)

● 其他病原学信息

● 对于结局为死亡的,死因及针对其与可疑反应可能性关系的评价

● 尸检或其他事后调查发现[和(或)明确是否有尸检报告和(或)死亡证明]。

● 研究者对因果关系的评估[②]

● 试验结束时(或在患者最后一剂药物之后),患者是否存在 AE

● AE 所需的特定检查和(或)治疗,及其结果

● 如果患者住院,是否有出院小结

● 任何助于病例评估相关的事项,如既往病史(尤其是并发疾病),相关药物史包括过敏、药物滥用或酗酒、家族史、妊娠史

附录7　安全数据纳入研发期间核心安全信息(DCSI)的因果关系标准和阈值注意事项

无论是个例还是一系列病例的因果关系评价,都有一些用于评估的基本标准。除了符合法规报告标准外,因果关系评估有助于确定何时达到向相关安全参考文件,即研究者手册(IB)或研发期间核心安全信息(DCSI)中新增不良反应及其他安全数据的阈值。

以下列表来自三个主要文件:

(1)Guidelines for Preparing Core Clinical—Safety Information on Drugs, Second Edition, Including New Proposals for Investigator's Brochures, Council for International Organizations of Medical Sciences, Geneva, 1999, p.29(CIOMS Working Group Ⅲ/Ⅴ)

(2)FDA's Clinical Review Template(CDER, Offifi ce of the Center Director), Section 7.0 Integrated Review of Safety（http://www.fda.gov/cder/mapp/6010.3pdf; effective 9 July 2004）

(3)the more detailed Reviewer Guidance: Conducting a Clinical Safety Review of a

---

② Some sponsors may require this for non-serious events, or for adverse events of special interest, as well as for serious events.

New Product Application and Preparing a Report on the Review(January 2005; See http://www.fda.gov/cder/guidance/3580fnl.pdf).

CIOMS Ⅲ/Ⅴ工作组基于对其成员的调研,得出了因果关系评判标准权重排序的建议。但是,这项工作主要涉及的是上市后 AE 报告。尽管人们倾向于对各条目进行优先级排序(哪些条目是最重要或最有说服力的),但这种排序还是可能因产品的具体开发项目和临床试验条件而有所差异。

进一步而言,并非所有特定事件报告的评判都必须满足全部的或相同的标准。相反,多个报告将显示出一系列不同强度因果关系标准适用的情况。临床判断对于评估判断依据的权重至关重要。这一判断中的一个关键要素是,要确保决策向 IB/DCSI 添加可能对受试者产生明显不良结局的 ADR 信息,可仅依更少、更宽松的标准进行判断。

以下列出的判断依据对个例报告或汇总数据的因果关系评估都是适用的。但 CIOMS 工作组坚信,只要有可能,应使用汇总数据分析来确定产品-事件关系和安全性方面的变化。

个例评价依据

再激发试验结果阳性

明确性(即明确的定义,记录详尽的具体病史)

合理的发生时间

去激发结果阳性

无混杂的风险因素

暴露的数量和持续时间与因果关系一致/看似合理

病史的准确性可证实

病例清晰,易于评估

联合用药不太可能发挥作用

研究者的因果关系评估

缺乏替代解释

多个病例的评价依据

目标群体安全性研究的结果阳性

与安慰剂或阳性对照组相比,发病率一直较高(无论是否有统计学意义)

阳性剂量反应(固定或递增剂量研究)

发生特定事件的患者,与阳性对照组相比,停药的发生率较高

与对照组相比,较早发生和(或)严重程度较高

症状特征呈现的一致性

发病时间的一致性

各项研究的趋势一致

临床表现和潜伏期一致

已具有的关于 AE 或药物 / 同类药,包括代谢产物的知识

已知的服药过量的后果

在可比较的未经治疗的人群或适应证中的事件的罕见性

通常与药物有关的事件(例如,中性粒细胞减少症,史蒂文斯−约翰逊综合征)

药物代谢动力学依据(例如,相互作用)

已知的机制

已知的类别效应

在动物或体外模型中的类似发现

药物特性与已知的可引起 AE 的其他药物特性的接近程度

附录 8　研究者使用的 SAE 数据收集报告表格样本

注意: CIOMS 工作组不建议以此表格作为标准。此表格的格式及内容,仅供需要者参考使用。为收集 AE 数据开发任何形式的表格时,应仔细考虑具体情况下的"必须"和"理想"的数据元素。例如,下面的表格中不包括"种族"字段,这个概念具有争议且可能受隐私/保密限制,但在某些情况下可能是需要的。此外,请注意,C.3 部分关于试验治疗药物的因果关系的选择,更倾向于"无合理的可能性"或"合理的可能性"而非传统的"不相关"或"相关";前者需要更多的判断和更少的确定性,而这正是我们都知道的,评价个例报告因果关系的困难所在;更多讨论详见第Ⅳ章和第Ⅶ章。所使用的任何表格都应设计为支持电子方式监管报送,尤其是需要遵循 ICH E2B。有关特定数据元素的更多内容,请参见本报告的附录 6。

A.研究信息

1.试验用药物名称/编码	2.方案编号	3.□首次 □随访	4.国家

B.受试者信息

1.姓名首字母	3.年龄	5.性别 □男 □女	6.体重 □千克 □磅	7.身高 □厘米 □英尺	8.怀孕 □是 □否	10.首次 AE 发生时 □门诊 □住院
2.编号	4.出生日期(xx月/xx日/xxxx年)				9.妊娠周数	11.住院日期(xx月/xx日/xxxx年)
12.药物适应证						13.AE 诊断日期(xx月/xx日/xxxx年)
14.伴随疾病						
15.相关既往病史,包括过敏/风险因素						

C.事件信息

1.事件	2.发生日期(xx月/xx日/xxxx年)	3.严重程度	*4.严重性(见下)	5.结果(xx月/xx日/xxxx年)	6.去激发 如果研究用药物停用,事件是否改善或消失?	7.再激发 如果研究用药物重新使用,事件是否再发生?	8.与研究药物的关系	*9.研究用药物以外的可能导致 SAE 的原因(见下)
	/	□轻度 □中度 □重度	□1 □2 □3 □4 □5 □6 □7 □8	(日期:/) □病愈 □未病愈 □未知 □病愈但伴有后遗症 □死亡	□是 □否 □不适用 □未知	□是 □否 □不适用 □未知 激发试验剂量( )	□合理的可能性 □无合理的可能性	□1 □2 □3 □4 □5 □6 □7 □8

/	□轻度	□1 □2	□5 □6	（日期：/） □病愈 □未病愈 □死亡 □病愈但有后遗症	是 否 不适用 未知	激发试验剂量（　）	是 否 不适用 未知	可能相关 可能无关	□1 □2 □3 □4	□5 □6 □7 □8
	□中度	□3 □4	□7 □8							
	□重度									
/	□轻度	□1 □2	□5 □6	（日期：/） □病愈 □未病愈 □死亡 □病愈但有后遗症	是 否 不适用 未知	激发试验剂量（　）	是 否 不适用 未知	可能相关 可能无关	□1 □2 □3 □4	□5 □6 □7 □8
	□中度	□3 □4	□7 □8							
	□重度									

*4：严重性：选择适用的上述"严重性"框中的数字

1.死亡；2.危及生命；3.住院治疗；4.延长住院治疗；5.持续性残疾；6.先天性异常；7.重大医学事件（例如，癫痫发作、血液恶病质）；8.非严重（不符合上述标准）

**9：研究用药物以外的可能导致 SAE 的原因：如果 C.8（与研究药物的关系）选择"无合理的可能性"，请指出其他可能导致"AE 的原因。

1.研究中的疾病；2.医疗条件；3.治疗条件不佳恶化；4.研究药物戒断效应；5.伴随用药或既往用药；6.用药错误；7.研究方案相关操作；8.其他，具体说明。

9.事件描述：包括事件特征、症状和治疗，以及任何相关的实验室数据。尽可能根据症状和体征进行诊断。

10.受试者是否因 AE 中止试验？□是　□否

11.退出日期：（××月/××日/××××年）/　/　）

如果事件结果为死亡　12.死亡日期：（××月/××日/××××年）/　/　13.死亡原因：（　　　）

14.尸检　□否　□是　15.尸检日期：（××月/××日/××××年）/　/　附详细说明：□否　□是

16.尸检结果：

17.在研究期间,受试者是否曾经历过此种体征/症状/疾病? □否 □是
18.如果是,提供详细信息
19.研究前,受试者是否曾经历过此种体征/症状/疾病? □否 □是
20.如果是,提供详细信息
21.受试者是否之前报告过严重 AE? □否 □是
22.如果是,因为何事件,何时? ( )
23.AE 发生日期(××月/××日/××××年)
24.附出院摘要? □否 □是 □不适用

D.药物信息

1.药物	2.每日总剂量(包括单位)	3.频率(剂量方案;如果静脉注射,输注持续时间)	4.给药途径	用药日期		7.适应证	8.疑似药物导致 AE? 是(Y)或否(N)
				5.开始日期(××月/××日/××××年)(对于静脉注射,包括输注的时间)	6.治疗停止日期(××月/××日/××××年)。如果研究用药物继续使用,填"C";对于静脉输注,包括输注的时间)		
研究用药物(产品批号:)						信息已填入 A.12	
(产品批号:)							
(产品批号:)							
其他药物(商品名/通用名):							

E.实验室检测结果(请附试验数据或在此处详述)

(指明结果是否与基线有关,是否在服药期间,在 AE 发生时,AE 的随访等)

F.研究者对因果关系的评价

解释导致该事件所选的原因。

G.研究者信息

1.姓名	2.职位	3.专业	4.地点（试验地点）
5.地址		6.电话	
7.研究者签名		8.签署日期：（××月/××日/××××年）	

仅供公司使用

a.本报告首次收到的日期：（××月/××日/××××年）	b.数据库编号	c.本地编号

附录9　流行病学和药物流行病学数据库

下面显示的数据库资源列表来自国际药物流行病学学会持续更新的标准列表,并经许可后提供。有些网址不可用(参见 http://www.pharmacoepi.org/resources/summary_databases.pdf)。

有关各种数据库的更多信息,请参阅网站 www.dgiinc.org 的 BRIDGE(药物评估的获益–风险信息)。

数据库资源–数据库(IPSE 成员提供的列表)	国家	网址
British Columbia Healthcare Utilization	加拿大	http://www.gov.bc.ca/healthservices
Population Research Unit	加拿大	http://www.phru.medicine.dal.ca
Saskatchewan Health Databases	加拿大	http://www.health.gov.sk.ca/
Odense University Pharmacoepidemiological Database(OPED)	丹麦	http://www.sdu.dk/health/research/units/clinpharm.php
Pharmacoepidemiological Prescription Databases of North Jutland(PDNJ)	丹麦	http://www.clin–epi.dk
Finland Medical Record Linkage System	芬兰	
PEDIANET	意大利	http://www.pedianet.it
Sistema Informativo Sanitario Regionale Database–FVG Region(FVG)	意大利	
Health Insurance Review Agency Database	韩国	http://www.hira.or.kr
Integrated Primary Care Information Database	荷兰	http://www.ipci.nl
InterAction Database(IADB)	荷兰	
PHARMO Records Linkage System	荷兰	http://www.pharmo.nl
Medicines Monitoring Unit(MEMO)	苏格兰	http://www.dundee.ac.uk/memo
Primary Care Clinical Informatics Unit–Research(PCCIU–R)	苏格兰	http://www.abdn.ac.uk/general_practice/research/special/pciu.shtml
Base de datos para la Investigacion Farmacoepidemiologicaen Atencion Primaria(BIFAP)	西班牙	http://www.bifap.org/
Swedish Centre for Epidemiology	瑞典	http://www.sos.se/epc/epceng.htm#epid
General Practice Research Database(GPRD)	英国	http://www.gprd.com/
GPRD through Boston Collaborative Drug Surveillance Program(BCDSP)	英国	http://www.bcdsp.org

(待续)

（续表）

数据库资源-数据库(IPSE 成员提供的列表)	国家	网址
IMS Disease Analyzer(MediPlus)	英国	http://research.imshealth.com
Prescription Event Monitoring(PEM) Database	英国	http://www.dsru.org/main.html
The Health Improvement Network(THIN)	英国	http://www.epic-org.
BRIDGE Database of Databases	美国/欧洲	http://www.dgiinc.org/html/frameset.htm
Case-Control Surveillance Study	美国	http://www.bu.edu/slone/
Constella He	美国	http://www.constellagroup.com/health_sciences/
Framingham Heart Study Database	美国	http://www.nhlbi.nih.gov/about/framingham/index.html
Group Health Cooperative of Puget Sound	美国	http://www.centerforhealthstudies.org/
Harvard Pilgrim Health Care	美国	http://www.harvardpilgrim.org
Healthcare Cost & Utilization Project(HCUP)	美国	http://www.ahrq.gov/data/hcup/
Healthcore(Wellpoint/Blue Cross/Blue Shield)	美国	http://www.healthcore.com
Henry Ford Health Systems(HFHS)	美国	http://www.henryfordhealth.org
HMO Research Network(HMORN)	美国	http://www.hmoresearchnetwork.org
IMS LifeLink	美国	
IMS National Disease and Therapeutic Index	美国	http://www.imshealth.com/ims/portal/front/articleC/0,2777,6599_44000160_44022368,00.html
United Health Care-Ingenix Epidemiology	美国	http://www.epidemiology.com
Integrated Healthcare Information Solutions (IHCIS) National Managed Care Benchmark	美国	http://www.ihcis.com/information_services/databases/
Kaiser Permanente Medical Care Programs	美国	http://www.dor.kaiser.org/
Kaiser Permanente Northwest	美国	http://www.kpchr.org/public/studies/studies.aspx
Lovelace Center for Pharmacoeconomic Outcomes Research(CPOR) Managed Care Database	美国	http://www.lrri.org/cr/cpordata.html
MarketScan	美国	http://www.medstat.com/1products/marketscan.asp
US Medicaid and Medicare Databases	美国	http://www.cms.hhs.gov/data/contacts.asp
Medical Expenditure Panel Survey(MEPS)	美国	http://www.ahrq.gov/data/mepsix.htm
National Ambulatory medical Care Survey	美国	http://www.cdc.gov/nchs
National Death Index	美国	http://www.cdc.gov/nchs/r&d/ndi/ndi.htm
National Health and Nutrition Examination	美国	http://www.cdc.gov/nchs/nhanes.htm
National Health Care Survey	美国	http://www.cdc.gov/nchs/nhcs.htm
National Health Interview Study	美国	http://www.cdc.gov/nchs/nhis.htm
National Hospital Discharge Survey	美国	http://www.cdc.gov/nchs/about/major/hdasd/nhds.htm

（待续）

（续表）

数据库资源-数据库(IPSE 成员提供的列表)	国家	网址
National Natality Survey	美国	http://www.cdc.gov/nchs
National Nursing Home Survey	美国	http://www.cdc.gov/nchs/about/major/nnhsd/nnhsd.htm
NDC Health's Intelligent Health Repository	美国	http://www.ndchealth.com/index.asp
Nurses Health Study	美国	http://www.channing.harvard.edu/nhs/
Phar Metrics	美国	http://www.pharmetrics.com
Pregnancy Health Interview Study	美国	http://www.bu.edu/slone/
Slone Survey	美国	http://www.bu.edu/slone/
Solucient Databases	美国	http://www.solucient.com/solutions/Solucient_Databases.shtml
Surveillance Epidemiology & End Results	美国	http://seer.cancer.gov/
Vaccine Safety Datalink	美国	http://www.cdc.gov/nip/vacsafe/
Veterans Administration Databases	美国	http://www.virec.research.med.va.gov

索　引